無《む》
＝
（最高《さいこう》の状態《じょうたい》）

鈴木《すずき》祐《ゆう》

MU
＝
The Best Condition

Yu Suzuki

CROSSMEDIA PUBLISHING

MU
The Best Condition

この本の目的は、
あなたの不安や心配事をクリアにし、
あなたが生まれ持つポテンシャルを
取り戻すお手伝いをすることです。

はじめに

心配事の97％は起こらない——。

そんな研究があるのをご存じでしょうか？　私たちが抱く悩みや心配の大半は取り越し苦労だとよく言われますが、これはデータでも確認された事実です。

もっとも有名なのは、ワイルコーネル医科大学のロバート・L・リーヒらが行った調査でしょう（1）。研究チームは不安症に悩む男女を集め、全員に日々の心配の内容と、その心配事が実際に起こったかどうかを2週間にわたって記録するように指示。すると、次の傾向が見られました。

- 不安症の人が抱いた心配事の85％は実際には起きなかった
- 不安が現実になった場合でも、そのうち79％は予想より良い結果が出た
- 心配事が予想より悪く終わるケースは全体の約3％だった

要するに、心配事の97％は最初から杞憂だったわけです。

この結果に共感する人は少なくないでしょう。

大事なプレゼンの重圧や、健康診断の再検査への恐怖、新生活への不安など、事前に抱いた心配事が実際にはたいしたことがなかった経験は誰にでもあるはずです。

そのせいか、世の中には、無駄な苦しみを捨てよと促すアドバイスが溢れています。

いまを楽しもう、とにかく行動しよう、小さなことは無視しよう、自分らしく生きよう、あなただけの軸を持とう……。

しかし、これらの言葉によって、根本的な問題が解決した人が少ないのもまた事実でしょう。一時的に気分は良くなるでしょうが、「気にするな」と言われただけで悩みが解消するなら苦労はありません。

事実、厚労省の統計では、いまの暮らしに強いストレスを感じると答えた労働者の数は58％を超え、不安や生きづらさを日々感じながら働き続ける人の数も、年ごとに増え続けています。中でも深刻なのは若年層で、自分の将来に不安を抱く10～30代の日本人は78・1％に達し、心配がないと答えた人の数は21・8％に過ぎません（2）。近年は自死を選ぶ人の割合も増え、日本における10～39歳までの死因の1位は「自殺」です（3）。

同じ問題を抱えるのは日本だけにとどまらず、近年の国際共同研究によれば、一生の間に鬱病や不安症にかかる人が3割を超える国も珍しくありません（4）。特に多く見られた悩みは、次のようなものでした。

・気疲れしやすく、いつも疲れてしまう
・幸せな環境なのになぜか幸せを感じない
・不幸ではないが生きる意味も感じられない
・未来に明るい展望が抱けず、すべてから逃げたい
・他人の何気ない言葉に傷ついて頭から離れない

人生に何らかの生きづらさを感じ、安らかに日々を過ごせない人が増えつつあるのは世界的な傾向のようです。実際には心配事の97％は起こらないにもかかわらず、現代人の苦しみが絶えないのはいったいなぜでしょうか？

表面的な理由なら、いくらでも思いつきます。
会社の方針に苛立ちを感じるから。友人ができず孤独にさいなまれるから。誰かに認められたい気持ちが強すぎて他人に嫌われるから。なぜだか生きる意味が感じられないから――。

これらの考え方が正しいかどうかはさておき、どの問題においてもそれぞれに異なる原因があり、個別に対処するのは現実的ではありません。

そこで本書では、より包括的なアプローチを試みます。そのステップを大まかにまとめると、次のようなものです。

❶人生において「苦しい」とはどのような現象なのかを考える
❷あらゆる「苦しみ」の共通項を見極めて普遍的な対策を立てる

病気の治療においても事故の再発防止においても、根本の原因がわからなければ対策を立てようがありません。私たちの悩みや心配事も同じで、「そもそも〝苦しむ〟とは何か？」を掘り下げない限り、いくら「小さいことは気にしない」と自分に言い聞かせても対症療法にしかならないでしょう。アインシュタインも言うように、「我々が直面する重要な問題は、その問題を作り出したのと同じ思考のレベルでは解決できない」からです。

このような「苦しみ」の根本を掘り下げるアプローチが可能になったのは、神経科学や生物学の研究が進んだおかげです。中でも脳に関する知識の進展は目覚ましく、現代では、不安・怒り・孤独・虚無といった異なる苦しみの感情に、一段上の視点から対策を立てられるようになりました。

多様な「苦しみ」の問題を個別のものとして取り扱うのではなく、まずはすべての苦しさに共通するポイントを深し当てる。それをもとに普遍的な対策を立て、あなたの精神機能を〝最高の状態〟に導くのが本書の目標です。

詳しくは後述しますが、ここで言う〝最高の状態〟とは、あなたが生まれながらに持つ判断力や共感力、好奇心といった能力を存分に発揮できるようになった姿を意味します。私たちの目を曇らせる不安や思い込みが取り除かれた結果、意思決定力と他者への寛容さが上がり、いまネガティブな人は気持ちが安定し、ポジティブな人はさらに幸福度と判断力が高まる。そんな状態です。

なにやら眉唾物のようですが、かく言う筆者も幼いころから人生の辛さと格闘してきた人間のひとりであり、本書で取り上げる対策から多大な恩恵を受けてきました。

私の場合は子どもの頃からの対人不安と気の小ささが悩みの種で、仕事で少しミスをしただけで体調を崩し、大勢の人と会話をした後は気疲れで寝込み、かといって人に認められたい気持ちは人一倍だったから手に負えません。まさに肝の小さきこと芥子のごとし、心弱きこと芋がらのごとし、さりとて見栄の強さは大砲《おおづつ》のごとし、といった有り様です。

しかし、十数年ほど前から本書の技術を実践し続けたところ、興味深い変化が起きました。あるときからふと仕事や人づきあいのプレッシャーを覚えなくなり、いつも「失敗をしたらどうすべきか」を考えていたのが、「現状をより良くするにはどうすべきか」へ思考の方向がシフト。いつも浅い呼吸しかできないような感覚を抱いていたのが、少しずつ深く息を吸える感覚が生まれ、いまではかつてない落ち着きを得ています。

無論、私が持つ根っこの気弱さが変わったわけではなく、いまも内面に様々な負の感情と思考が渦を巻くことがしばしばです。その点ではまだ筆者も見習い坊主ながら、かつてとは「苦しみ」との付き合い方が変わったのは間違いありません。

いずれにせよ、本書の技術は大半が神経科学や脳科学のデータに基づいており、実践すれば多くの人に恩恵があるでしょう。あなたが生まれ持つ能力を十二分に発揮するには、「苦しみ」の足かせを外すしかありません。

第1章 自己

SELF-CONSEPT

第2章 虚構

THE KINGDOM OF FICTION

第3章 結界

BAI SEMA

第4章 悪法

EVIL LAWS

第5章 降伏

LETTING GO

第6章 無我
SELFLESSNESS

終章 智慧
THE WISDOM

おわりに CONCLUSION 272

参考文献 REFERENCES 280

序　章

苦

SUFFERING

1 人類はみな〝生まれつきネガティブ〟である

「人生は苦である」

仏教の開祖であるゴータマ・ブッダは、2500年前にそう言い切りました。この世のすべては苦しい体験ばかりであり、最後にはみな命を落として塵に帰る。これこそが人生の真実なのだ、という考え方です。

思わず抵抗を覚えた人は多いでしょう。

私の人生は最高に幸せだとまでは言えないが、日々の暮らしが苦痛だけに彩られているわけでもない――。

そう考えるほうが普通のはずです。

が、ブッダはあなたの人生をみだりに不幸扱いしたわけではありません。古代インドにおける「苦（dukkha）」とは、虚しさ、不快さ、思い通りにいかないことへの苛立ちなどを含む幅広い概念であり、人生の絶望や苦悩のように大げさな状態だけを意味しないからです。

どんなに好きな仕事をしていても、その過程で地味な作業に退屈感を抱き、計画通りに物事が進まず怒りを感じることは誰にでもあるでしょう。いつもの暮らしのなかで物足りなさを感じたり、ふと過去の嫌な思い出にとらわれて悲しみを覚えたこともあるでしょう。

夏目漱石の言葉にもあるように、「のんきと見える人々も、心の底をたたいてみると、どこか悲しい音がする」ものです。人生を不満や不快の連続だと捉えるぐらいなら、さほど実感から外れた考え方でもないでしょう。簡単に言えば、ブッダは「生きづらさは人間のデフォルト設定だ」と説いたわけです。

この考え方は、科学的な研究でも裏づけられ始めています。

「ネガティビティバイアス」をご存じでしょうか？　人間はポジティブな情報よりもネガティブな情報の影響を受けやすく、マイナスなことほど記憶に残るという心理を表す用語です（1）。たとえば、あなたが会社から100万円のボーナスをもらった日に、愛車のエンジンが壊れて

100万円の修理代がかかったとしましょう。このとき、1カ月後のあなたはどちらの出来事を強く思い出すでしょうか？

多くの人は、このような場面ではボーナスの喜びを忘れ、代わりに100万の修理代に頭を悩ませ続けます。私たちの脳は、ネガティブな事件ほど強く記憶するようにできているからです。

・好きだった有名人がスキャンダルを起こし、急に見るのも嫌になった
・尊敬できる上司が人種差別的なコメントをしたため、距離を置くようになった
・プレゼンはうまくいったが、たった1カ所の間違いが頭を離れない

こういったケースは誰にでもあるでしょう。メディアが悲観的なニュースばかり流すのも、不安を煽るフェイクニュースほど拡散されやすいのも、私たちの脳がネガティブな情報に意識を向けやすいのが原因です。

2
生後3カ月の乳児も生まれつきネガティブ

ネガティブの強さは、状況によってポジティブの3～20倍の範囲で推移します。「出かける日に雨が降った」や「転んでケガをした」ぐらいの日常的な不幸なら、ネガティブの強度はポジティブのおよそ3倍。友人や恋人とのケンカのように対人関係がからむ問題なら、ネガティブの強度は5～6倍。虐待や事故といったトラウマ的な出来事の場合、ネガティブの強度は20倍以上まで跳ね上がります（2）。

さらにある実験では、三角形や四角形のシンプルなキャラが登場する数秒のアニメーションを乳児に見せたところ、興味深い反応が得られました。乳児たちは互いを助け合うキャラには約13秒も視線を送ったのに対し、他をいじめるキャラには不快そうな表情を浮かべ、6秒しか見つめなかったのです（3）。

生後3カ月の乳児ですら嫌なキャラを避けようとする事実は、人類にとってネガティビティバイアスが普遍的である事実を示しています。ネガティブな刺激により強く反応してしまうのは、決してあなたの性格が偏っているからではなく、すべての人類に備わった共通のシステムなのです。

さらに悪いことに、人類にはもうひとつ、「ポジティブな情報ほど長持ちしない」という心理も備わっています。社会心理学者のデビッド・マイヤーズは、人間の幸福感についてリサーチを重ね、こう結論づけました。

「情熱的な愛、精神的な昂り、新しい所有の喜び、成功の爽快感。すべての望ましい経験は、いずれもそのとき限りのものである。この点はいくら強調しても足りない」（4）

この現象を、心理学では「快楽の踏み車」と呼びます。ホイールの中を走るハムスターが決して前に進めないのと同じように、人間の喜びも同じ位置にとどまり続ける事実を表した言葉です。「快楽の踏み車」の存在は何度も実証されており、特に有名なのは、1978年の研究でしょう（5）。これは宝くじの当選者を調べた古典的な研究で、彼らの心理を調べたところ、大半の被験者は当選の直後にしか幸福度が上がらず、半年後にはほぼ全員が元の精神状態に戻っていました。

数千万から数億円の賞金を手にしても、私たちの幸福は高止まりしないようです。

そこまでいかずとも、似たような経験は誰でもあるでしょう。また別の研究によれば、新しいアパートに引っ越したうれしさは平均3カ月で色褪せ、給料が上がった喜びも半年で消失、好きな相手と恋仲になった幸せも6カ月で薄らぎ、およそ3年でベースラインに戻ります（6）。大金を手にしても、住む場所を変えても、愛する人と結ばれても、その喜びは常にうたかたです。

3 原始の世界ではネガティブに敏感な人間が〝適応〟

つまりあなたの脳には、感情に関して2つのシステムが備わっています。

❶嫌なことはあとまで残る
❷良いことはすぐに忘れる

幸せはすぐ消え去るのに苦しみは数倍の強さで残り続けるのだから、私たちが生きづらさを感じるのは当然でしょう。やはり人間の精神は「苦」がデフォルトのようです。

人体に「苦」が標準で備わったのは、人類の生存に有利だったからです。

私たちの祖先であるホモ・サピエンスが出現したのは約20万年前で、彼らは現代では考えられないレベルの脅威にさらされながら生きていました（7）。

狩りに出かければライオンや蛇に襲われ、天候が悪くなれば飢餓に苦しみ、蚊が運ぶマラリアやデング熱に感染すれば死を待つしかありません。部族間の争いで命を落とすこともあり、スーダン砂漠で発掘された１万５０００年前の遺体からは、手足を縛られたまま撲殺された痕跡が見つかっています。ホモ・サピエンスが暮らした環境では、捕食、飢餓、伝染病、暴力が日常茶飯事でした。

脅威に満ちた環境を生き抜くには、できるだけ臆病になるのが最適解です。

あの怪しい影は猛獣ではないか？　あの狼煙は敵の襲撃を知らせているのではないか？　仲間が冷たいのは裏切りの兆候ではないか？

微かな異変を見逃さなかった者ほど、後世に遺伝子を残せたのは間違いありません。原始の環境においては、ネガティブな情報を敏感に察し、その記憶を長く保てた者ほど〝適応〟でした。

他方でポジティブな情報には、ネガティブな情報ほど重みをつける理由がありません。たとえば「獲物が豊富な猟場があるが、そこでは過去にひとりだけ死者が出ている」ような状況では、その場での狩りを避けるのが無難でしょう。獲物が取れなくてもしばらくは生きていけますが、もし命を落としたら取り返しがつきません。一度の失敗が生死を分ける環境では、危険を知らせる情報の価値のほうが格段に重かったのです。

同じ感覚は現代人にも受け継がれており、何らかの危険を察知すると、私たちの脳はカテコールアミンなどのホルモンを分泌して全身に警戒体勢を取らせます。そのスピードは脳の理性システムが働くよりも速く、その情報がどこまで正しいのかを判断するヒマはありません。

結果、現代人の心は機能不全を起こし始めました。危険に満ちた原始の世界では役に立った警戒システムが、安全が増した現代ではうまく働かなくなったのです。

代表的な例はフェイクニュースで、マサチューセッツ工科大学の研究によれば、科学的に正確な事実は1000人以上には広まらないのに、恐怖を煽るような偽のニュースは10万人を超えて拡散されます（8）。まさに原始の心が過敏に反応する現象の典型です。

現代人の心の機能不全には、他にも次のようなものがあります。

・孤独感

ここ十数年は「孤独感」が世界的な増加傾向にあります。世界237カ国で約4万人に行われた調査では、若い世代ほど寂しさに悩む現象が世界中で見られ、特に個人主義の文化が知られる国ほど孤独感が強かったとのこと（9）。2018年にはイギリス政府が「孤独は国を挙げて取り組むべき社会問題だ」と宣言したほか、日本でも「自分は孤独だ」と感じる15歳の子どもの割合が29・8％にも上ります（10）。どれだけSNSでフォロワーの数が多かろうが、どれだけ他人と付き合っていようが、なぜか心が満たされない現代人の心性がうかがえます。

・鬱と不安

鬱と不安の増加もまた世界的な問題です。世界26カ国で約15万人を調べた研究では、各国の幸福レベルを計測し、「現代では富裕国ほど不安障害の数が多く、国民の健康を損なっている」と結論づけています(11)。具体的には、貧困国と富裕国では不安障害の発症率には3倍以上の差があり、やはり若年層ほどこの問題に苦しみやすいようです。

・完璧主義

もうひとつ多くの心理学者が警鐘を鳴らすのが「完璧主義」です。ヨーク・セント・ジョン大学などのメタ分析では、日本を含む先進国から約2万5000人のデータを集め、1990年代ごろから世界中で完璧主義に悩む者が増えてきた事実を報告しました(12)。また別の研究では、完璧主義な人ほどミスや失敗に弱く、他人の目を恐れて自死を選びやすいとのデータも得られています(13)。

4 人間は本当に苦から逃れ得ぬ存在なのか？

遺伝子に生まれつき苦痛の種を埋め込まれ、現代に特有の機能不全がそれを煽り立てる。この難問に、私たちは何ができるのでしょうか？

言わずもがなですが、遺伝子の問題には対策しようがありませんし、かといって環境を変えようと思っても限界があります。いまさら世界の近代化を止めるのは不可能ですし、現在の暮らしをそう簡単に変えるわけにもいきません。

もちろん、細かい対策ならいくらでも思いつきます。

ポジティブに考えてみる、自然の中で過ごす、規則正しい生活をする、「できること」に目を向ける、人生の目標を立ててみる、自分を褒める、よく眠って運動する——。

どの考え方も間違いではなく、複数のテストで一定のストレス解消や幸福度アップの効果が確認されています。実践すれば何がしかのメリットは得られるはずですし、少しでも人生の苦痛が減るなら実践すべきでしょう。

とはいえ、これらの手法により、根本的な人生の寄るべなさが解決されないのもまた事実です。どのような手段で立ち向かっても「人間は〝苦〟がデフォルト設定である」事実は動かず、細かい対策は激流を泳ぐようなもの。いかなる幸福もすぐベースラインに戻り、あなたは再びデフォルト設定の支配下に置かれます。

結局のところ、私たちは江戸の人生訓よろしく「重き荷を負いて遠き道をゆく」ほかないのでしょうか？　人間は苦から逃れ得ぬ存在とあきらめ、粛々と土に還るべきなのでしょうか？

第 1 章

自己

SELF-CONSEPT

1
なぜチンパンジーは半身不随でも幸福なのか？

京都大学の霊長類研究所で暮らすチンパンジーのレオが半身不随の重体に陥ったのは、2006年のことです。病名は脊髄炎。ほぼ寝たきりとなったレオのために、教員と学生によるつきっきりの介護が始まりました（1）。

首から下を動かせないまま行動の自由を奪われ、寝床と身体の圧迫で血流が止まったせいで細胞が死に、全身を耐えがたい痛みが襲い続ける。たいていの人間ならば人生に絶望し、鬱病に襲われてもおかしくない状況です。

しかし、レオに絶望の様子はありませんでした。身体の痛みや空腹の辛さを訴えはするもののそれ以上の苦しみは表さず、ときに笑顔を浮かべる余裕すら見せたのだとか。尿検査でもストレスホルモンは正常値を保ち、レオが半身不随の苦境をものともしなかった様子がうかがえます。着実にリハビリをこなしたレオは1年で座れるようになり、3年後には歩行機能を取り戻しました。人間ならいつ絶望に飲み込まれてもおかしくない状況で、レオはどこまでも平常心を保ち続けたのです。

無論、このエピソードは動物が苦しみを持たないことを意味しません。「苦」の感情はあらゆる哺乳類に普遍的なものです。

たとえば、インドの動物保護区では、老衰で命を落としたゾウを仲間が取り囲んで涙を流す様子がたびたび報告されています。また、仲間から離れたヤギは肉親が死んだ際に発する周波数と同じ鳴き声をあげ、エサの分配が公平でないことに気づいた猿は監視員に毛を逆立てて怒りを表現し、子どもを亡くした親クジラは我が子の遺体を連れて延々と泳ぎ続けます。

それぞれの個体がどのような感覚を抱いているのかまでは正確に判断できませんが、近年はMRIの研究が進み、ネガティブな出来事に対して、ヒトと動物は脳の同じエリアが活性化することもわかってきました（2）。すべてを勘案すれば、哺乳類には「苦」の感情があるとみなすのが自然でしょう。

が、ひとつだけ動物と人間には重要な違いがあります。それは、哺乳類は苦しみをこじらせない、という点です。

人間なら数年は苦しみが続く悲劇が起きても、不安で眠れない苦境に襲われても、動物たちは少しの間だけネガティブな感情を露わすだけで、すぐ以前の状態に戻ります。人間の飼育下にある動物なら抑鬱や神経症に近い行動を見せることもありますが、野生の動物が慢性的な不安や鬱に悩むケースはなく、精神疾患が観察されたこともありません（3）。

2 あなたのニーズが満たされない状態

他人の悪口に延々と怒りを覚え、自分の失敗をいつまでも恥じ、将来の生活や健康に飽くことのない不安を抱く生物は地球上で私たちだけです。同じ哺乳類でありながら、ヒトだけが「苦しみ」をこじらせるのはなぜでしょう？

それは動物よりも知性が高いからだと切って捨てるのは簡単です。動物は老後の暮らしに必要な資金を計算する知性もなければ、過去の失敗を悔やむほどの頭もありません。人間のように複雑な悩みを持てないのだから、深い苦しみを抱くはずもないように思えます。

とはいえ、この考え方では、チンパンジーのレオが見せた態度は解き明かせません。半身不随で首から下を動かせないほどの苦しみは、動物だろうが人間だろうが大差はないはず。それでもなお動物だけが平常心を保てるのは、何かヒトに特有の理由があると考えるべきでしょう。

解決のヒントを得るために、いまいちど「感情」について考えてみます。私たちが苦しみを覚えるのは、果たしてどのような状況なのか？　ネガティブな感情に襲われるとき、私たちの内面にはどのような変化が起きているのか？　たとえば、次の場面を想像してみてください。

・子どもが言うことを聞かないのでつい怒鳴りつけてしまった
・友人にメッセージを送ったが返事がなく気が気でない

・働いても給料が上がらないせいでやる気が失せた
・上司や同僚に嘘がバレて逃げ出したくなった

怒り、不安、悲しみ、恥、虚しさ。いずれもごく日常的な感情ですが、発生している「苦しみ」の種類はそれぞれ違います。これらの状況に共通するポイントとは、いったい何でしょうか？

結論から言えば、すべての状況は「あなたのニーズが満たされない状態」としてまとめることができます。

他人に言うことを聞いて欲しい、友人の反応を知りたい、同僚を信頼し続けたい、物知りだと思われたい、がんばりを報われたい……。

表に現れた感情はそれぞれ違えど、何の不満もない状態でただネガティブな感情を味わい続ける人はいないでしょう。根っこにはどれも「大事なものが失われた」や「必要なものが足りない」といった感覚があるはずです。すなわち、私たちの「苦しみ」は、あなたに〝不足〟を知らせるメッセンジャーとして機能しています。

このような機能は、人類進化のプロセスで形作られてきました。

個々の感情がどう進化したかについてはまだ議論がありますが、まずは「恐怖」や「喜び」のような個体の生存に役立つ感情が生まれたと考えられています。「恐怖」は私たちに外敵から身を守る行動をうながし、「喜び」は食料や生殖の機会を逃さぬ気持ちを駆り立てるからです。

続いて、私たちの祖先が集団生活を始めると、脳内にはまた別の感情が宿りました。他人との生活はひとり暮らしよりも複雑さが増すため、できるだけ周囲の援助を勝ち取り、裏切りの可能性を減らさねばなりません。そこで進化の圧力は、今度は「恥」「嫉妬」「愛情」といった新機能を私たちのなかにインストールしました。これは「社会的感情」と呼ばれる発想で、私たちの感情には、次の機能があると考えられます。

・怒り＝自分にとって重要な境界が破れたことを知らせる
・嫉妬＝重要な資源を他人が持っていることを知らせる
・恐怖＝すぐそばに危険が存在する可能性を知らせる
・不安＝良くないものが近づいていることを知らせる
・悲しみ＝大事なものが失われたことを知らせる
・恥＝自己イメージが壊されたことを知らせる

もしこれらの感情がなかったら、あなたは身に迫る危険を察知できず、大事なものを奪われても取り戻そうとすらしないでしょう。この意味でネガティブな感情は敵ではなく、私たちを守ろうと気を病む乳母のような存在といえます。それなのに、私たち人類だけが「苦しみ」をこじらせてしまう理由はどこにあるのでしょうか？

3 真の苦しみは〝二の矢〟が刺さるか否かで決まる

原始仏教の教典「雑阿含経《ぞうあごんきょう》」に、こんな話があります。

いまから２５００年前、古代インド・マガダ国の竹林精舎《ちくりんしょうじゃ》にて、ゴータマ・ブッダが弟子たちに問題を出しました。

「一般の人も仏弟子も、同じ人間であることに変わりはない。それゆえに、仏弟子とて喜びを感じるし、ときには不快を感じ、憂いを覚えることもある。それでは、一般の人と仏弟子は何が違うのだろう？」

悟りを開いた人間といえば、何事にも心が動じないようなイメージがあります。しかし、実際には喜怒哀楽の感情を持つ点では常人と変わらず、本当に重要な違いは他にあると指摘したのです。

困惑して黙り込む弟子たちに、ゴータマ・ブッダは答えました。

「一般の人と仏弟子の違いとは、〝二の矢〟が刺さるか否かだ」


生物が生き抜く過程では、ある程度の苦しみは避けられません。捕食者の襲撃、天候不順による飢え、予期せぬ病気など、さまざまな苦境は誰にも等しく訪れます。あらゆる苦しみはランダムに発生し、いかなる知性でも予測は不可能でしょう。

これが〝一の矢〟です。

すべての生物は生存にともなう根本の苦難からは逃れられず、最初の苦しみだけは受け入れるしかありません。この絶対的な事実を、「雑阿含経」は一本目の矢が刺さった状態にたとえたのです。

ところが、ここで多くの人は〝二の矢〟を放ちます。

たとえば、あなたがチンパンジーのレオと同じように半身不随になったとしましょう。意識ははっきりしているのに首から下は動かせず、寝たきりのまま介護を受けるしかありません。

このケースにおける〝一の矢〟は、もちろん半身不随による苦痛そのものです。身体が満足に動かせない最初の苦しみだけは、どうしても動かせません。

そして、あなたは続けて思うでしょう。

なぜ自分だけがこんな目に遭うのだ、身体が動かなくなったら家族はどうすれば良いのか、介護ばかり受けて申し訳ない、もう人生は終わりだ……。

これが〝二の矢〟です。「半身不随」という最初の矢に反応した脳がさまざまな思考を生み、そこに付随して表れた新たな怒り、不安、悲しみが次々とあなたを貫き、いよいよ苦しみは深まっていきます。

しかし、「半身不随」の極限状態まではいかずとも、〝二の矢〟は誰もが経験する心理でしょう。

・上司が理不尽な文句をつけてきたことに対し（一の矢）、「自分が悪かったのか、それともあの男がリーダー失格なのか」などと思い悩む（二の矢）
・同僚が昇進したことに対し（一の矢）、定期的に「私の能力が低いのか……」など自分を責める（二の矢）
・貯金が少なくなったことに対し（一の矢）、「このままでは将来の生活はどうなるのか……」と不安を募らせる（二の矢）

特に現代の環境では矢の数が二本で済めば良いほうで、三の矢、四の矢と続けざまに自分を刺し貫く人が少なくありません。

「貯金もなくて将来の生活がどうなるのか……（二の矢）。すべて自分に計画性と忍耐力がないのがダメなのだ（三の矢）。こないだ仕事で上司から怒られたのも、段取りの悪さが原因だったな……（四の矢）」

このように、最初の悩みがまた別の悩みを呼び込み、同じ悩みが脳内で反復される状態を、心理学では「反芻思考」と呼びます。牛が食物を胃から口に戻して噛み直すように、いったん忘れた過去の失敗や未来の不安を何度も頭のなかで繰り返す心理のことです。

反芻思考のダメージは計り知れず、複数のメタ分析で鬱病や不安障害との強い相関が出ているほか、反芻思考が多い人ほど心臓病や脳卒中にかかるリスクが高く、早期の死亡率が高まる傾向も報告されています（4）。いつも頭の中で否定的な思考やイメージが渦巻いていたら、ほどなく心を病んでしまうのは当然でしょう。

4
あなたの〝怒り〟は6秒しか持続しない

何とも辛い状況ですが、もしここで〝一の矢〟だけで苦しみを終えることができたらどうでしょうか？

病気が引き起こす最初の苦痛こそ避けられないものの、そこから自分に〝二の矢〟を放たなければ、苦しみが苦しみを呼ぶ負のスパイラルに陥らずに済みます。結果として苦しみはすぐに消え去り、残ったエネルギーをもっと前向きに使えるようになるはずです。

突飛な話のように思われそうですが、決して絵空事ではありません。それが証拠に、近年の研究では、〝一の矢〟の脅威が思ったより長く続かないことがわかってきました。

あなたが誰かから暴言を浴びせかけられたとしましょう。このとき、あなたの脳内では大脳辺縁系がアドレナリンやノルアドレナリンなどの神経伝達物質を吐き出し、心と身体を戦闘状態に変えます。怒りで身体が熱くなり、全身の筋肉が硬くなるのはこれら神経伝達物質の働きによるもので、そのまま何も対策しなければ、あなたは瞬時に相手へ暴言を吐いたり殴りかかったりといった反応を起こすでしょう。しかし、ここで少しだけ待つと、人間の理性をつかさどる前頭葉が大脳辺縁系を抑えにかかり、少しずつ神経伝達物質の影響を無効化していきます。前頭葉が起動するまでの時間は平均で4〜6秒で、そこから10〜15分も経てばアドレナリンやノルアドレナリンの影響力はほとんど消えてあなたの怒りは鎮まります。つまり、暴言を受けてから6秒だけやりすごせれば、〝一の矢〟の痛みは過ぎ去るわけです。

同じ戦略は、目の前の誘惑に耐えたいときも使うことができます。

プリマス大学の実験では、まず被験者に「いま最も食べたいものについて考えてください」と指示し、好きなお菓子やコーヒー、ニコチンなど、好きなものを自由に思い浮かべさせて欲望をかき立てました（5）。続いて被験者の半分に「テトリス」を3分間だけプレイさせたところ、おもしろい変化が起きます。ゲームで遊んだグループは、そうでない被験者に比べて渇望のレベルが24％も下がり、カフェインやニコチンにさほどの魅力を感じなくなったのです。

このような現象が起きた理由は、先のアドレナリンと同じく神経伝達物質の影響力が下がったのが理由です。

通常、何か欲しいものを前にした人間の脳内にはドーパミンというホルモンが分泌され、あなたの欲望をかき立てる方向に働きます。ドーパミンは人間のモチベーションを駆動する物質であり、いったんその影響下に置かれたら逃れられる人はほぼいません。

ところが、欲望を抱いた直後に「テトリス」で脳の注意を一時的にそらしてやると、ほどなくドーパミンによる支配力は薄れ、前頭葉の自己コントロール能力が戻り始めます。ドーパミンの持続時間は平均10分前後で、その時間さえしのげばあなたは渇望に流されず、〝一の矢〟だけで苦しみを終えられるわけです。

5

ヒト以外の動物は明日のことをくよくよ考えない

神経伝達物質の作用が数分も保たないのに私たちが悩みを引きずるのは、〝二の矢〟を継ぐからに他なりません。放っておけば過ぎ去るはずの感情に油を注ぎ、神経伝達物質の影響を自らの手で煽りたてたててしまうのです。

しかし、もし誰かの心ない言葉に傷ついたとしても、急に未来の不安に襲われたとしても、神経伝達物質の低下さえ待てば、いたずらに悩みを増幅させずに済むでしょう。これこそが、まさにチンパンジーのレオの内面に起きたことです。

半身不随の苦境でもレオが絶望を見せなかった理由を、霊長類学者の松沢哲郎はこう説明します。

「チンパンジーは明日のことをくよくよ考えないからだ」

ヒト以外の動物は過去や未来を深く考えず、ほぼ目の前の世界だけを生きています。それゆえに、動物たちは過去の失敗や将来の不安に悩まされずに平常心を保つことができる。そんな考え方です。


言われてみれば、私たちの苦悩は未来か過去に関わるものばかりです。子どもの頃の失敗を思い出しては恥ずかしさに苦しみ、数年前に友人から受けた悪口の記憶で怒りを再燃させ、老後の自分を思い描いては不安に悩む。目の前にない過去と未来を想像できる能力が、私たちを深く悩ませているのは間違いないでしょう。

似た観察は、芥川龍之介の随筆『侏儒の言葉』にも見られます。

「鳥は現在にのみ生きるものである。しかし我々人間は過去や未来にも生きなければならぬ。鳥は幸いにこの苦痛を知らぬ、いや、鳥に限ったことではない。三世の苦痛を知るものは、我々人間のあるばかりである」

現在だけを生きる動物に、過去と未来を思う苦しみはあり得ません。したがって動物たちが〝二の矢〟を継ぐことはなく、広い時間感覚を持つ人間だけが苦しみをこじらせてしまう。芥川はそう考えました。

が、そうは言っても、「過去や未来に悩まずにいまを生きよ」と言われたところで、すぐに実践できる人はいません。人間が生まれつきネガティブなのも、動物とは異なる時間感覚を持つのも、進化のプロセスで遺伝子に組み込まれた基本システムの働きによるものだからです。「いまを生きる」ことが正論と頭ではわかっていても、ついつい来し方を悔やみ、行く先を憂いてしまうのが人間でしょう。

遺伝子はコンピューターのように気軽にアップデートできず、人類に「苦」をもたらすシステムはかなり強固なものです。そう考えると、やはり私たちが〝一の矢〟だけで苦しみを終えるのは不可能なのでしょうか？

6
すべての苦しみは「自己」の問題に行き着く

話をおさらいしましょう。

まず重要なのが、人間が抱くネガティブな感情はニーズが満たされないサインだという点です。怒り、不安、悲しみなどの感情はすべて、あなたにとって何か重要なものが欠けた可能性を知らせる機能を持ちます。

そしてもうひとつ、人間が苦しみをこじらせるのは、私たちが目の前の世界だけを生きられないからでした。恐怖や不安の感情は未来に起きるかもしれない脅威の可能性によって生まれ、怒りや悲しみは過去に起きた負の記憶によって起動します。過去と未来を思い描ける能力のおかげで人類は他を圧倒する力を持ちましたが、これが同時に苦悩の火種に油をそそぐ元凶にもなりました。

以上をふまえて言えるのは、これらの問題を煎じ詰めれば、すべて「自己」の困難に行き着くという点です。

どういうことでしょうか？

前提として、ここでは自己を「自分が他者とは異なる存在であり、常に同じ人間であるという実感」と定義します。当たり前ですが、もし見た目が瓜二つな人がいても、その人とあなたは別人です。日本にいてもアメリカにいてもあなたは常に同じ人物ですし、幼少期と現在でどれだけ見た目が変わったとしても、やはりあなたは自分を同じ人物だと認識するでしょう。どんな場所にあっても、どんな時間軸にあっても、「私は一貫した存在である」との感覚をあなたにもたらすものが自己です。

自己の捉え方については科学の世界でもまだ議論が多く、認知的自己、対話的自己、埋没的自己、経験的自己など、数十種類におよぶパターンが存在します。しかし、「私は常に同じ人間だという感覚」という点においては、認知科学でも心の哲学でもおおよそのコンセンサスがあるため、まずはこの定義を起点にしましょう。

「私は私である」という感覚が人類の苦しみに関わるのは、自己が感情と時間の基準点として働くのが原因です。たとえば、あなたが上司にいわれのない理由で怒られたとします。ここで怒りを覚えるか悲しみを抱くかは人それぞれですが、「怒鳴られた」体験はすぐに大脳辺縁系を刺激し、全身をネガティブな感情で包み込みます。この警報システムは数秒とかからず発動し、私たちには為す術がありません。

さらに、ここであなたの自己が話をややこしくします。

「〝私〟が怒られるのは理不尽だ」

「〝私〟が何かミスをしたのか？」

「〝私〟は悪くない。悪いのはあいつだ」

ネガティブな思考は自己をベースに広がり始め、放っておけば鎮まるはずだった嫌な感情を増大させます。それだけならまだしも、続いて自己を中心に思考が過去と未来に向かって広がれば、さらに事態は悪化するでしょう。

「〝私〟は1カ月前も似たようなことで怒られた」

「〝私〟の未来はいったいどうなるのか……」

このように、私たちの苦しみが長引く場面には必ず自己が関わり、目の前に存在しない過去と未来の脳内イメージが、あなたを〝二の矢〟で貫いています。私たちは自己を中心にネガティブな思考とイメージを増大させ、最後に苦しみをこじらせる生き物なのです。

事実、多くの先行研究では、自己にこだわる人ほどメンタルを壊しやすい傾向が何度も報告されてきました。専門的には「自己注目」と呼ばれる状態で、「私はダメな人間だ」や「私は失敗ばかりだ」などの否定的な思考が良くないのは当然として、「私はどんな人間なのだろう？」や「本当の自分らしく生きることができているだろうか？」といったように、理想の自己を思う時間が長い人も不安や抑鬱の症状を起こしやすいことがわかっています（6）。

「自己注目」でメンタルを病むのは、自己にまつわる思考がネガティブな方向に向かいやすいからです。「同年代よりも私は年収が低い」と落ち込んだり、「1年前に私が起こした失敗さえなければ」と過去を悔やんだり、「私ばかり損をしている」と他人を恨んだりといった経験は誰にでもあるでしょう。

ときには「私はよくやっている」と思うこともあるでしょうが、先にも見た通り、人間は生まれつきネガティブな思考システムを内蔵した生き物です。多かれ少なかれ自己に関する思考はマイナスの方向へ向かい、あなたに〝二の矢〟を放ち始める回数のほうが多くなります。

7 ヒトの心などなくしたほうが良いのでは？

自己を苦しみの原因に置く発想は、古来より存在します。

ヒンドゥー教の聖典『バガヴァッド・ギーター』ではクリシュナ神が「自己こそ自己の敵である」と語り、老子は「無為自然」の言葉で自意識による作為を批判。古代ギリシアで活躍したストア派の哲学者たちも、自己を理性で制御せよと口を揃えました。

なかでも雄弁なのは、中島敦の代表作『山月記』です。本作の主人公である李徴は、詩人として名を挙げるべく官僚の職を辞するも失敗。再び旧職に戻ったはいいが、プライドと恥ずかしさで人と交わることができず、やがて理由なき力で虎の姿に変えられてしまいました。

物語の後半、李徴はかつての友人に語りかけます。

「獣でも人間でも、もとは何か他のものだったんだろう。初めはそれを憶えているが、次第に忘れてしまい、初めからいまの形のものだったと思い込んでいるのではないか？　いや、そんなことはどうでもいい。己の中の人間の心がすっかり消えてしまえば、恐らく、その方が、己はしあわせになれるだろう」

自分に向けて〝二の矢〟を撃ち続けた主人公は、やがて獣になったほうが幸せだとの結論に至りました。確かに自己が失せれば苦を受ける主体もなくなり、未来と過去は消えてすべてが現在に収束します。すべての元凶が自己にあるのなら、ヒトの心などなくしたほうが良いと思うのは当然でしょう。

ただし、ここで多くの人はいぶかしむはずです。

「自己など消しようがないのでは？」

私が私であるのはどうあっても変わらない事実。人間は生まれてから死ぬまで「自分」でしかあり得ず、私が私を消すというならば、その消した私とは何だったのか？　自意識過剰や自己顕示欲を抑えるぐらいなら話はわかるが、「自己を消す」という発想には根本的な矛盾があるのではないか？

もっともな疑問であり、過去にも多くの哲学者や宗教家が「自己をどう考えるか?」との疑問と格闘してきました。

その答えは論者によって異なり、自己を自我の支配者だとみなしたニーチェ、心と肉体の関係を強調したキルケゴール、主我と客我の関係性に重きを置いたミードなど、無数の考え方が存在します。いずれも難解な理論ばかりで、理解の端緒に着くだけでも容易ではありません。

しかし、幸いにもここ数年の認知科学や脳科学の発達により、自己についてわかりやすい考え方が生まれてきました。それは、自己とは、あなたの内面に常駐する絶対的な感覚ではなく、あなたの感情を支配する上位の存在でもなく、特定の機能の集合体にすぎないというアイデアです。

アーミーナイフについて考えてみてください。アーミーナイフは単にナイフとして使えるだけでなく、他にも栓抜き、はさみ、ドライバー、ヤスリといった多様な機能がひとつにまとまっています。「自己=機能の集合体」の考え方も同じで、どれだけ自己が単一の存在のように思えても、実際には様々なツールのパッケージだとみなすのです。

突飛な発想ではないでしょう。先にも見たように、私たちの「感情」もまた人類の進化によって生まれ、生存に必要なメッセージをあなたに送る機能を受け持ってきました。同じように、「私は私であり、あなたではない」という感覚もまた、何らかの役割を果たすべく進化してきたと考えるわけです。

北イリノイ大学の認知科学者ジョン・スコウロンスキは、人類に自己が備わったのは25万年前から5万年前頃だと推定しています（7）。

人類の祖先であるホモ・エレクトスが、それまでの30～50人単位の暮らしをやめて150～200人の集団で暮らすようになったのはおよそ40万年前のことです。そのおかげで彼らは仲間と助け合って外敵から身を守れるようになり、日々の暮らしは格段に安全になりました。

しかし、グループでの生活は、同時に複数の課題も生みます。食料へのアクセスと分配をめぐる争いの増大、生殖の相手探しにともなうトラブルの激化、資源を独占しようと狙う裏切り者の出現といったように、現代にも存在する社会的な問題が起き始めたのです（8）。

このような変化を生き抜くには、次の能力を要求されます。

- **他者とうまくコミュニケーションし、自分が裏切られないかどうかを予測する**
- **他者からどのように見られているかを予想し、期待された通りに振る舞う**

潜在的な裏切り者を検知するには「『私がこう考えているだろう』と相手は考えているのではな

いか？」といった込み入った予測を必要とし、他人の期待に沿うためには「『あの人はこう思っているだろう』と私が自覚している」という複雑な認識を求められます。どちらにも高度な知性が必要なのはあきらかでしょう。

この需要に応えて、進化の圧力は人類の大脳皮質を肥大化させ、集団の中で自分のポジションを抽象的に考える能力を発達させました。これが、いま私たちが持つ自己の起源になります。

8

「自己」は生存用のツールボックスである

人類の自己に関する最古の証拠は、ザンビアのツインリバーズ洞窟で見つかった顔料です。酸化鉄を主成分とする石から作られた赤色の塗料で、おおよそ30〜26万年前に、化粧で身を飾るために使われたものと考えられます。まさに自己の萌芽を示す一例でしょう。

さらに時代が進むと、イスラエル北部の遺跡から「ベレハット・ラムのヴィーナス」と呼ばれる25万年前の女性像が出土。9万年前の洞窟遺跡からは人類史で初めて死者を弔った跡が発掘され、南アフリカの遺跡からも骨片を使った7万年前の装飾品が見つかっています。いずれも自己と他者の区別がなければ存在し得なかったものばかりで、すべてを合わせれば、少なくとも25万年前には自己の初期形態が現れていたと考えられます（9）。

これらの研究などを参照しつつ、近年の神経心理学では、人間の「自己」が持つ働きを細かく分類しています（10）。

❶人生の記憶：「5年前の旅行は楽しかった」や「あの出会いがいまの仕事につながった」といった過去のイベントをエピソードとして想起する機能

❷性格の要約：「私は人当たりが良い」や「私は内向的な人間だ」など、自分のパーソナリティのおおまかな概要をつかむ機能

❸感情の把握：「私は悲しい」や「私は怒っている」など、外界の変化に対して肉体が発するサ

インを感情として把握する機能

❹**事実の知識**：「私は45歳だ」や「私は日本人だ」など、自分に関する単純なファクトを理解する機能

❺**連続性の経験**：いまの「わたし」は、過去の「わたし」とつながった同じ人物だという感覚をもたらす機能

❻**実行と所有感**：自分がこの肉体の持ち主であり、その行動と思考は私の意思で決まると感じさせる機能

❼**内面の精査**：自分の行動や思考、感情をモニタリングし、そこから得た情報をさらに新しい行動と思考につなげる機能

どの機能も人間の生存に欠かせないのは一目瞭然でしょう。過去の記憶が無いと失敗をもとに行動を修正できず、自分の感情を把握できなければ次にどう行動すべきかの判断は不可能ですし、自分の思考を省みる能力を持たなかったら未来の目標も達成できません。すべては自己があっての物種です。

どの機能が起動するかは状況によって変わり、その場で脳が「問題の解決に役立つ」と判断し

たものが自動で選ばれます。

たとえば、あなたが「どの仕事から手をつけるべきか?」と考えた場合は、主に前頭前野皮質や海馬の神経ネットワークのなかに「わたし」の感覚が生まれ、「悲しくてやりきれない」と思ったなら、今度は扁桃体や視床下部に自己が発生。さらに鏡を見て「これは自分だ」と感じたときは、皮質下の脳幹構造が活動を始めています。それぞれの機能は脳内の異なる神経ネットワークが調整し、ほぼ独立したシステムとして動作しているわけです(11)。

脳の働きから見れば、私たちが体験する自己に特別な神経基盤はありません。場面ごとに異なる機能が出現するのを、私たちはあたかも統一された唯一の「わたし」がいるかのように思い込んでいるだけです。自己というと感情・思考・肉体を統べる一段上の存在のようにも思えますが、実際には手足や目鼻口などの器官と位置づけは変わりません。

もちろん自己の具体的な役割についてはまだ議論があり、他の機能を提案する専門家も少なからず存在します。その決着は遠い先の話でしょうが、ひとつの統一された「わたし」など存在せず、自己を特定の機能の集合体として解釈する点ではおおむね一致を見ています。いわば自己とは生存のためのツールボックスのようなものであり、サバイバルに必要な道具の寄せ集めにすぎないのです。

9

やはり自己は消せるのではないか？

私たちの自己は人類の生存ツールとして進化してきたシステムであり、外界の脅威に応じて機能を発動させる。

この事実から、私たちは2つの要点を得ることができます。

❶自己が消えるのは珍しいことではない

❷自己が消えてもあなたは作動する

ひとつめはわかりやすいでしょう。自己はそもそもが架空の存在ですし、あくまで生存用のツールなので不要不急の場面では起動しません。何の脅威もない安全な状況では、わざわざ自分を守る意味はないはずです。

事実、自己が消えるシーンはいくらでも存在します。代表的なのは極度の集中状態に入ったときで、ゲームにのめり込んで時間が瞬く間に過ぎたり、小説の世界に没入してただ文字を追ったり、気の合う仲間との会話が盛り上がったりといった体験を思い返せばわかりやすいでしょう。そこには自己の感覚などなく、あたかも目の前の出来事と一体化したような感覚だけがあったはずです。

同じように、リラックス状態でも自己はほとんど発生しません。温かいお風呂に入ったときや、美しいビーチでのんびりしたとき、就寝前にゆったりした音楽を聴いたときなど、どの体験にもやはり「わたし」はなく、あなたはただ環境のなかに存在しているような心持ちを味わうでしょう。意識が完全に現在へ向かった状況では、ただ目の前の世界で起きる情報を処理すれば良く、過去や未来に思いをはせる必要がありません。そのおかげで、わざわざ自己を起動させずに済むのです。

もうひとつ大事なのが、これらのシチュエーションにおいては、自己が消えたところで私たちの行動には問題がない点です。

あなたが朝起きてコップ一杯の水を飲み、いつものように身支度を始めたシーンを思い描いてください。そこにはあなたを導くような「わたし」は存在せず、水を飲む経験を代表するオーナーやディレクターがいるわけでもないでしょう。そのときどきに「私は昼に何を食べようか？」などの思考は発生しつつも、適切な知覚と動作が無意識のうちに生じています。

この状態は、CPUやメモリの挙動がわからなくても、バックグラウンドでPCの処理が行われるのに似ています。私たちは「わたし」の力を借りなくても多くの処理をこなせますし、何となれば自己が関わらないほうが物事がうまく進むケースも多いでしょう。「いまの自分のフォームは正しいのか？」と疑念を抱いたテニスプレイヤーが、そこから急に調子を崩し始めるような話はよく聞くところです。

煎じ詰めれば、本章のポイントは大きく2つあります。

❶自己は日常的に生成と消滅をくり返し、「わたし」がなくても問題ない状況が多く存在する

❷自己は人間が持つ多くの生存ツールのひとつであり、感情や思考といった他の機能と変わりはない

この2点を合わせて考えれば、自然と次の疑問が導き出されるでしょう。

「やはり、自己は消せるのではないか？」

私たちの感情や思考が、ある程度までトレーニングでコントロールできるのは周知の事実。腹式呼吸を使ったり、ネガティブな気持ちを紙に書き出したりと、臨床試験で効果が認められた手法はいくつも存在します。それならば、感情や思考と似たように、自己もまた鍛錬による操作が可能ではないのでしょうか？

MU《む》

The Best Condition

第 2 章

虚構

THE KINGDOM OF FICTION

1 私たちの自己は何でできているのか?

自己は生存用のツールボックスである。

これが前章の結論でした。確固たる存在と思われがちな自己は、実際には進化のプロセスで生まれた生存システムのひとつ。それゆえに、感情や思考といった他の精神機能と同じように、自己もまた常に生成と消滅を繰り返しており、決して特別なものではありません。

そこで本章では、さらに自己を深掘りすべく、「自己は何でできているのか?」という疑問について考えていきます。第1章では自己の〝機能〟を見てきましたが、その自己とは、果たしていかなる要素で構成された存在なのでしょうか?

わかりづらいので、この疑問を〝ウイルス〟でたとえてみましょう。

ウイルスが引き起こす病気を解決するためには、「飛沫や空気を介して感染する」や「ほかの生物に乗り移って自己複製する」などの機能面だけにフォーカスしても、限定的な対策しか立てようがありません。「ウイルスは脂溶性の外膜を持つものがある」といった構造面の情報がないと、アルコールや石けんで本当にウイルスが弱るのかどうかを事前に判断できないでしょう。

自己の問題も同じことで、機能面だけを見ても問題の一部にしか対策できません。根本的な解決を図るなら、対象の構成要素を知る必要があるのです。

それでは、この疑問に取り組むべく、まずはクイズから始めましょう。次の問題の答えを考えてみてください。

問題1 「スコット氏は激しい雨のなかを散歩に出かけました。スコット氏は傘を持たず、帽子も被っていませんでした。そのため、スコット氏の服はずぶぬれになりましたが、なぜか髪の毛だけはまったく濡れていません。なぜでしょうか?」

問題2 「清掃人が高い建物の窓を拭いていたところ、20メートルのハシゴから足をすべらせて、コンクリートの歩道に叩きつけられてしまいました。しかし、奇跡的に彼はケガひとつ負っていません。なぜでしょうか？」

問題3　「古代に生まれたものでいまも使われており、壁の向こう側を透かして見ることができる発明品とは何でしょうか？」

それぞれの答えは、問題1が「スコット氏には頭髪がなかったから」で、問題2が「ハシゴの1段目から落ちたから」、問題3が「窓」です。

いずれも心理学の実験で創造性の計測に使われるクイズで、すべての問題にすばやく正解を出せたら、あなたは高いクリエイテビティの持ち主だと考えられます（2）。

いずれも他愛ないクイズのようですが、実はここには、自己が私たちを悩ます仕組みの一端が表現されています。それは、すべてのクイズが、脳内で自動的に起動する思考とイメージの力を逆手に取っている点です。

傘もささずに雨の下を歩いたと聞けば誰でも全身ずぶ濡れな男のイメージが浮かぶはずですし、

「20メートルのハシゴ」と聞けば大惨事を連想するでしょう。「壁を透かし見る発明」と言われて「窓」が浮かびづらいのは、古代のテクノロジーという言葉によって、脳内に火薬、車輪、羅針盤といった知識が浮かび、それ以外の思考を妨げるからです。

私たちがクイズに悩むのは、脳が持つ〝物語の製造機能〟が働くのが原因です。「スコット氏が傘を持たずに雨天を散歩に出た」との情報が入力されると、脳は瞬時に過去の記憶の検索を始め、「スコット氏っぽい人物」や「全身ずぶ濡れになった男」のイメージを作り出した上で、次にどのような物語が展開するかを考えていきます。すべての作業は無意識のうちに行われ、「ずぶ濡れな西洋人男性」のイメージが完成するまではほんの1秒もかかりません。

もちろん、その後で「スコット氏は頭からつま先まで濡れねずみになった」との文章が続けば問題はなく、思ったとおりのストーリー展開に満足した脳は、すぐにまた別の物語を作り始めるでしょう。ところが、続いて「頭は濡れていない」との新たな情報が届くと脳は物語の修正を余儀なくされ、また別の展開を作る必要が出てきます。このときの脳の働きが、私たちには「クイズの楽しさ」として知覚されるのです。

2

ヒトの脳は0.1秒でストーリーを生み出す

ヒトの脳は物語の製造機である。

こんな見解を、神経科学の分野でよく耳にするようになりました。旧来の発想とは異なり、私たちの脳は物語を生み出すために生まれた器官なのだという考え方です。

そこで、まずは旧来の考え方を確認しましょう。

昔ながらの見解では、私たちは3つのステップで〝世界〟を体験すると考えられてきました。

❶周囲の映像や音声を目や耳などの感覚器官が受け取る

❷インプットされた情報が脳の高次エリアに届けられる

❸すべての情報を脳が処理したあとで最終的な判断を行う

たとえば、あなたがリンゴを目にした場合は、初めにその映像を眼球がカメラのように撮影。この画像が脳の高次機能に送られ、そこで初めて「リンゴ」の映像として処理されると考えられたわけです。

ところが、後の研究により、この発想では説明できない現象が多いことがわかってきました。代表的なのはテニス選手のケースで、一般的なプロのサーブ速度は平均で時速190キロを超え、トップクラスともなれば時速200キロを記録するケースも珍しくありません。

しかし、ここで問題なのが、人間の脳が目で見たものを処理するには、思ったよりも長い時間が必要なところです。複数の実験によれば、目から入った光が網膜で電気信号に変わり、脳内でイメージに構成されるまでかかる時間は約0・1秒で、どんなに動体視力が良い人でもこの数値は変わりません。

0・1秒という時間をテニスで考えると、「相手がサーブを打った」とプレーヤーが認識した時点で、実際のボールはすでに5メートル近く進んだ計算になります。これだけ視覚処理と現実の時間にズレがあるにも関わらず、プロプレーヤーが高速サーブを打ち返せる理由はどこにあるのでしょう?

そんな疑問を解くために生まれたのが、「脳＝物語の製造機」というアイデアです。

この考え方では、私たちは次のステップで〝現実〟を体験することになります。

❶周囲の状況がどう展開するかについて事前に脳が物語を作る
❷感覚器官が受け取った映像や音声の情報を脳の物語と比べる
❸脳の物語が間違っていたところのみ修正して〝現実〟を作る

テニスの例で言えば、相手がボールをトスアップした瞬間から脳は次々に物語を作り始めます。過去に相手が打ったサーブと同じスピードの球が来る、ボールの上昇スピードがいつもより速いので相手はミスをする、手首が右向きなのでボールはコートの右隅に届く——。

こういった物語をもとに脳は事前に〝現実〟をシミュレートし、その予測にもとづいてプレーヤーは実際のボールより速く身体を動かすことができます。この能力がなかったら、私たちは向かってくるボールや車を避けられず、安心して表を歩くこともままなりません。

このような思考を〝物語〟と呼ぶことに違和感を抱く人もいるでしょうが、ここで言う〝物語〟

は、映画や小説のようなフィクションのストーリーだけを意味しません。あらゆる〝物語〟の共通点を考えてみれば、最終的にはどれも「特定の物事の因果関係を説明したもの」としてくれるはずです。その点で、相手選手のトスアップから生まれた無数の予測もまた、物語の原初形態と言えます。

3 私たちは脳が作り出したシミュレーション世界を生きている

人間の脳が物語の製造機になったのは、日常の活動に使うリソースを節約するためです。

たとえば、原始時代の祖先たちが虎に襲われたような場面では、本当に必要なのは「猛獣の動き」に関する判断材料のみでした。それ以外の「いつものサバンナの光景」や「遠くに見える鳥の動き」といったデータは無視して、虎の挙動だけを処理しなければ、素早く反応できないでしょう。

日常生活でも話は変わらず、毎朝の出勤時に「ドアノブを握った感触」や「扉が開いていく情景」などの感覚情報をすべて処理していたら、脳のキャパシティがいくらあっても足りません。何度も入力されたデータは「いつもと同じだろう」と推測して過去の情報を使いまわしたほうが、脳のエネルギーを浪費せずに済むはずです。

つまり人類は、高度なストーリーテリング能力のおかげで、多くの危機を乗り越えて現代まで進化できたわけです。

さらに、近年の神経科学の進展のおかげで、脳が瞬時に物語を作り上げるメカニズムもわかってきました。

たとえば、あなたが出勤のため玄関のドアノブに手をかけたとしましょう。この瞬間、脳の島皮質という高次領域が「扉の向こうにはいつもの庭があり、普段どおりの日常が続くだろう」や

「ドアノブは普段どおりに開き、私は駅に向かうだろう」などの物語を無数に作り出し、このデータをいったん目と目の間に位置する視床という場所へ転送。続いてあなたが実際にドアを開くと、眼や耳から入った外界の情報が視床に送られ、ここで物語データとの比較が行われます。現実世界から得られた情報と照らし合わせ、脳が作った物語に間違いがないかどうかをチェックするためです。

その後、もし物語が現実の情報と同じだったら、あなたの脳は外界から取り込んだ情報を使わず、最初に高次領域が産んだ物語をそのまま採用します。つまり、眼や耳から入ったデータはほとんど使われず、脳が作った「扉を開いても普段どおりの日常が続く」というシミュレーションを、あなたは〝現実〟として体験するわけです。

一方で、「扉を開けたら巨大な犬がいた」のように、脳が作った物語とは異なる現実が広がっていた場合は、間違った情報だけが高次領域に送り返されます。すなわち、このケースでは「巨大な犬」のデータのみ高次領域にフィードバックされ、この情報をもとに脳は「この犬は危険だろう」や「こちらに向かってくるかもしれない」といった新しい物語を展開。以降も新たな物語が延々と連鎖し続けます。

以上の知見をもとに、現代の神経科学者や心理学者は、私たちが知覚する〝現実〟の大半は、脳が生んだ物語で構成された〝世界のシミュレーション〟だとみなしています。あなたがどれだけ世界をリアルに感じたとしても、その〝現実〟の構築に使われた外界のデータはごくわずかであり、残りは小さな差分に過ぎないからです。

古代ギリシアの哲学者プラトンが、「人の目に映る現実の世界は真実の影絵に過ぎない」と喝破したように、私たちは決して現実をありのままに体験しているわけではありません。VRゴーグルよろしく、脳が作り出したシミュレーション世界を生き続けているのです。

4 あなたのメンタルが強いか弱いかの問題ではない

脳のストーリーテリング機能がやっかいなのは、私たちの生存を守ると同時に、トラブルを引き起こすことも多い点です。

例を挙げましょう。

誰か見知らぬ人と出会ったとき、あなたの脳はすぐに過去の記憶を引き出し、「この人は母親に似ているから良い人だろう」や「背が高いから怖い人かもしれない」といったような判断を1000分の1秒で下します。

この判断材料に使われるのは、私たちが子どもの頃から吸収してきたすべての体験です。赤信号は止まらねばならない、お金はレジで払うものだ、初めての人には挨拶をするものだ、食べ物を粗末にしてはいけない、順番待ちの列があったら最後尾につかねばならない。

過去に得た知識と情報は脳内に個別の物語として蓄積され、その一部は、あなたの行動を導く〝法律〟のような働きをします。いわば特定の物語が強制力を持った状態で、周囲の状況が変わるたびに、私たちの脳は複数のストーリーから適した物語を選び、その内容に沿って次の行動を決めるのです。

この機能がなかったら、初対面の人と出会うたびに「この人には挨拶をすべきか？　天気の会話を始めるか？」などと考え込まねばなりませんし、信号を見るたび「赤信号は渡るべきか否か？」と迷ってしまうでしょう。

脳内の物語機能を40年に渡って研究してきたハーバード大学のクリス・アージリスも、「人は常に自分が口で言うことに準じて行動するわけではなく、自分が採用した物語の通りに行動する」と述べています（2）。私たちが日常をスムーズに過ごせるのは、脳が生まれ持つ物語サーチエンジンのおかげです。

ところが、別に「食べ物を粗末にしない」のような物語なら害はありませんが、ときに私たちは「肥満は怠惰の証拠だ」や「田舎者は洗練されていない」などの歪んだ内容を行動の規範として採用することがあります。これらの物語の言うがままに動けば、トラブルの火種になるのは容易に想像がつくでしょう。

さらに、歪んだ物語は自分自身にも牙をむきます。

たとえば、あなたの友人が急にそっけない態度をとってきたとします。このとき、人間の脳はすぐに現状を説明してくれる物語を探し始め、その結果として「忙しい人は態度が冷たくなりやすいものだ」という無難な物語がピックアップされれば、単に「日を改めて連絡しよう」と思うだけ済むでしょう。つまり、苦しみが〝一の矢〟だけで終わった状態です。

その一方、ここで脳が「私は愛されない人間だからだ」という歪んだ物語を取り出したら話は変わります。あなたの中には「嫌われたのではないか」や「何か悪いことをしたのでは」などの思いが浮かび上がり、いつまでも頭をめぐり続けるはずです。

要するに、同じようなトラブルにも苦しむ人と苦しまない人がいるのは、あなたのメンタルが強いか弱いかの問題ではありません。脳内に作られた独自の〝ストーリーライン〟が適応か否かの問題なのです。

5
自己は〝物語〟で構成されている

以上を踏まえた上で、自己が持つ機能（59ページ）を見直してください。

まず初めの「人生の記憶」は、「2年前に子どもが産まれた」や「大学受験に失敗した」のような、あなたの脳に保存されたライフイベントのことで、いずれのデータも「いつどこで誰が何をした」という原因と結果を結ぶストーリーとして脳に収められています。この機能のおかげで、私たちは過去と現在の自分が同じ存在だと認識できるのです。

ふたつめの機能である「性格の要約」も同じで、あなたの脳には、自分のパーソナリティを定義する物語がいくつも収まっています。「私は人見知りなので大勢の会は苦手だ」や「私は几帳面な人間なので締め切りを守る」といったような、過去や未来の因果関係を表すデータセットとして保存されているわけです。

ほかの機能も基本は変わらず、「感情の把握」であれば「私はミスをして恥ずかしい」などの物語を、「実行と所有感」は「私の意思で行動が決まる」などの物語を、「内面の精査」は「私の怒りを態度で示さねばならない」などの物語を提供します。それぞれの内容は違えど、いずれも私たちの自己が「AだからBになる」というストーリー形式で構成される点は同じです。

もちろん、これらの機能が平凡な日常の物語を生むだけなら問題は起きませんが、脳のストーリーテリング機能は昼夜を問わず働き続けており、なにか嫌なことがあった直後にも「この人に嫌われている」や「私は他人より不幸だ」といったマイナスの虚構を作り出し、それをあたかも唯一の〝現実〟であるかのように思い込ませます。これが、私たちを悩ませる「苦しみ」の起源です。

そして、さらにめんどうなことに、私たちの脳が外部の情報だけをもとに苦しみを生み出すわけではありません。目や耳から入った映像や音声データだけでなく、あなたの肉体が内側から発する情報もまた物語作りのリソースに使われます。

この事実を理解するために、まずホメオスタシスについて説明しましょう。

これはすべての生命が持つ自動修復システムを意味し、外部の変化に対応して身体を常に同じ状態に保つ働きを持ちます。

たとえば、人間の体温が常に37℃前後に保たれるのは、暑い日には発汗で熱を逃がし、寒い日には身体を震わせて熱を生むメカニズムが働くのが原因です。タバコを吸って咳が出るのは毒素を外に吐き出すためですし、食べ過ぎて基礎代謝が上がるのは、体内のエネルギー量を一定に保とうとする機能が起動したからに他なりません。

これらの機能を働かせるべく、人体には高性能のセンサーが備わりました。代表的なのは耳奥の三半規管で、身体が動く度に内部の液体が上下左右に移動し、その流れが脳に伝わることで私たちは自分の姿勢を把握できます。他にも、あなたの皮膚に詰め込まれた感覚器や細胞の表面に配置されたホルモンの検知器が、それぞれ心臓や胃腸などの変化をモニタリングし、休みなく脳へレポートを送ります。すべてはホメオスタシスを正常に働かせるための装置です。

しかし、もし身体の感覚に異変が起きると、私たちの脳は即座に物語を作り始めます。

たとえば、あなたが上司から大事なスピーチを命じられたとしましょう。本番の日を思うだけでも心拍数は上がり、筋肉がこわばってしまうような状況です。

このとき、あなたの脳は「外部情報」と「内部情報」という2種類のデータをもとに、ネガティブな物語を生み出します。

ひとつめの「外部情報」は、もちろん「スピーチをしなければならない」という事実そのものです。外部からの情報を受け取った脳は、瞬時に「これは〝私〟にとって脅威か?」を判断し、それからあなたに不安や焦りの感情を知覚させます。

ふたつめの「内部情報」は、人体の高性能センサーが検知した肉体の変化です。心拍の上昇や筋肉の萎縮といった異変は自律神経を通って脳に伝わり、「いま〝私〟が味わうべき感情の強さはどれぐらいか?」を判断する材料に使われます。当然ながら、心拍や筋肉の変化が激しいほどネガティブな感情も強くなるわけです。

ここで悩ましいのは、本人では意識できないような身体の異変もまた、あなたの感情に影響を与える点でしょう。

食事の乱れによる栄養不足やカロリーの摂りすぎ、肥満が引き起こす高血圧とコレステロールの上昇など、自分自身では明確に知覚できなくとも、人間の脳はすべてのデータを生存の危機として処理しています。その結果、「いつも身体が脅威にさらされているのは、〝私〟の何かがおかしいに違いない」との物語を生み出し続け、これを私たちは謎の不快や得体のしれない不安として認識するのです。

心身一如の言葉もあるように、苦しみから逃れるには、心理技法にこだわる前に「身体」という土台を固めておく必要があります。脳の情報処理という観点からすれば、精神と肉体に明確な違いはないからです。

6 ありのままの自分を探すのが不可能な理由

脳が生む無数の物語が自己を形づくり、それによって苦しみが起きる。

このメカニズムは、たとえるならカニッツァの錯視図形のようなものです。左の図形を見ると、私たちは中央に白い三角形が浮き出てくるように感じ、頭では「周囲のオブジェクトが生み出す錯覚だ」とわかっていても、脳内に浮かぶ図形を消すことはできません。

白い三角形の錯覚と同じく、私たちの自己も周囲を物語に取り囲まれた空間に現れる架空の概念だと言えます。実際には自己という唯一の精神機能は存在しないにもかかわらず、脳が間断なく作り出す物語のおかげで、あたかも自己が絶対の存在であるかのような錯覚が生まれるのです。

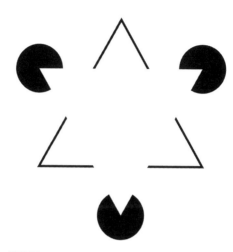

カニッツァの錯視図形

物語のすき間に自己が現れる現象は、他者とコミュニケーションを取る場面でよく見られます。たとえば、大学を出て社会に入ったあと、なんだか自分が別人になったかのように感じた経験を持つ人は少なくないでしょう。引っ越しで対人関係が変わっただけで、自分が違うキャラクターになったような感覚を抱く人も珍しくありません。

このような現象が起きるのは、「わたし」という存在が複数の物語との関係性によって作られるせいです。

一例として、あなたが世評の高い会社で働いているとしましょう。このケースでは、「この部下は期待できる」という上司の物語や、「彼に任せると安心だ」のような同僚の物語、

「あの企業は信頼がある」などの世間の物語、「成果を挙げなければ」といった自分自身の物語など、あらゆるストーリーが性格と行動に影響を与え、会社におけるあなたの自己を決定します。同じメカニズムは人生のあらゆる領域に及び、海外で急に外向的になる人や、普段は物静かでも自宅では堂々とする人、対面では穏やかなのにネット上では攻撃的になる人など、似た事例には事欠きません。

かように私たちの自己は、他者との物語が交わるなかで輪郭が描かれ、それぞれのストーリーによって柔軟に形を変えていきます。それもこれも自己が絶対的な存在ではなく、物語のすき間に一時的に現れる虚構だからです。

混乱を防ぐために、用語の整理もしておきましょう。自己に似た用語はいくつかありますが、本章で説明した脳の働きに準じると、それぞれ次のように表現できます。

・自己＝脳が作り出す物語から生まれ、「私は私である」との感覚を生む機能
・自意識＝物語から生まれた自己に注意を強く向けている状態
・アイデンティティ＝自己をもとに「私はこういう人間だ」と規定した状態
・自我（エゴ）＝物語が形成する自己の輪郭をもとに、自分と他人を明確に分けた状態

いずれも「わたし」を構成するパーツの一部ですが、どれも行き過ぎればトラブルにつながります。自己の物語ばかりを考える人は自意識過剰と呼ばれ、アイデンティティへのこだわりが大きな人はセルフイメージの崩壊に弱く、「自分は他人と違う」との思いが強過ぎればエゴの肥大が起きるでしょう。

それもこれも、自己という虚構を絶対視する態度が原因です。

こう考えると、「ありのままの自分でいよう」や「自分らしく生きよう」といった当世風なアドバイスの困難さがわかるでしょう。いかに本当の自分を追い求めようが、私たちがどのような人間かは周囲の物語によってコンスタントに変わりますし、そもそも自己の感覚そのものが物語と物語の間に生まれる架空の概念でしかありません。ドーナツの穴を食べることができないように、ありのままの自分を探すのもまた不可能なのです。

7 人類の脳は現実よりも〝物語〟を重んじる

ここで一番の難関が、人類の脳が現実よりも〝物語〟を重んじるように設計されている点です。あなたが日々の暮らしで体験する現実は、実際の世界から得られるデータをほとんど反映しておらず、ほぼ脳内で生まれた物語で形づくられます。

たとえば、本章で前述した「出勤のために玄関のドアノブに手をかけた瞬間」の例で言えば、このとき私たちの脳の高次領域が「扉の向こうにはいつもの庭がある」といった物語を作り、網膜から入った現実のデータと視床エリアで照らし合わせるところまでは、すでに説明した通りです。

が、ここで本当に興味深いのは、視床から視覚皮質に向かう情報の経路より、高次機能から視床に向かう経路のほうが10倍も多いという事実です。言い換えれば、私たちの脳の構造は、網膜

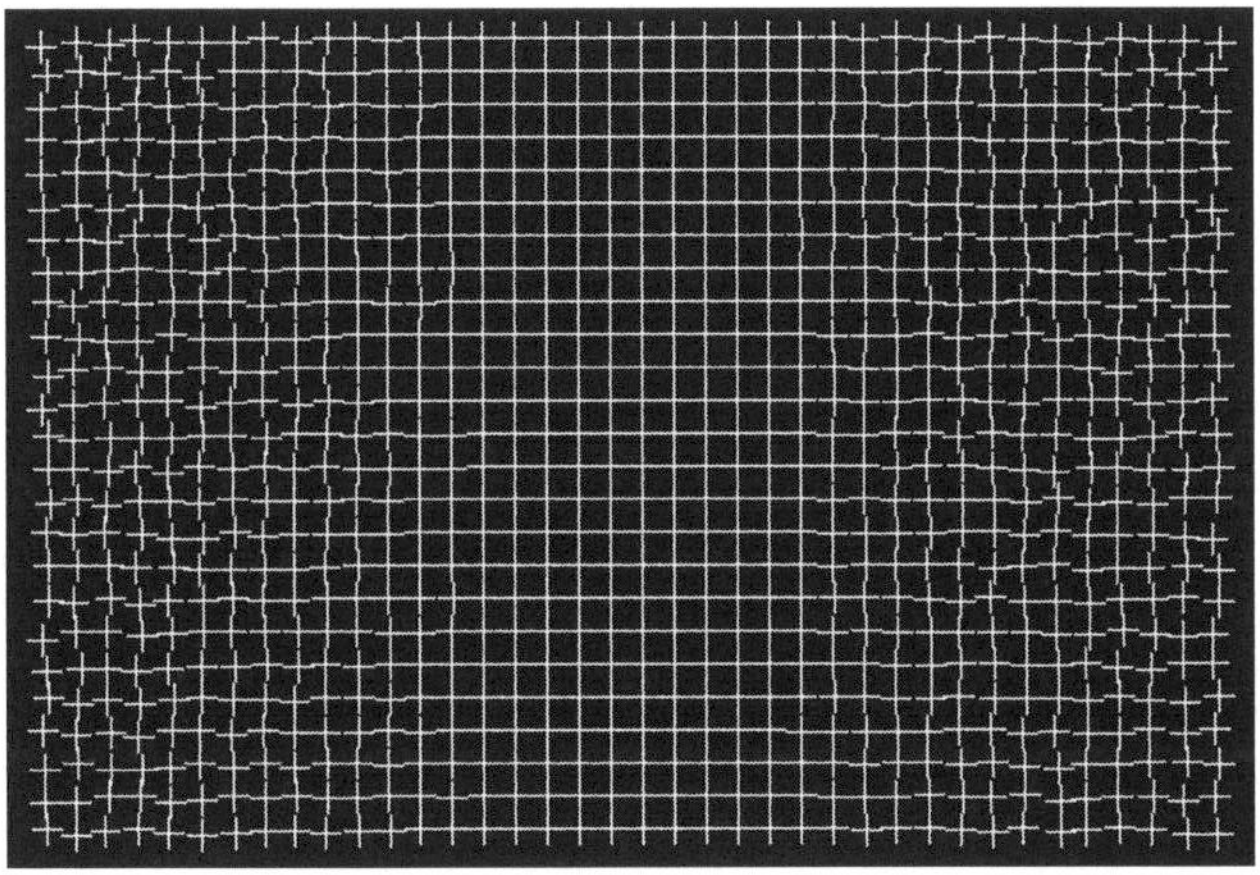

©2005 Ryota Kanai

からインプットされる生の情報よりも、高次機能が作った〝物語〟を格段に重視する設計になっています。

　その結果、私たちはときに現実のデータを無視して、〝物語〟の方を真の現実として採用することがあります。もっとも身近なのは「錯視」の事例で、上図の中心に並ぶ格子模様を、20秒ほど注視してみてください。そのまま画像の真ん中を見つめ続けると、周囲に散らばるバラバラのラインがつながり始めたのではないでしょうか。

　しかし、再び画像を遠くから見直してみると、模様はすぐ元に戻ったはず。これは神経科学者の金井良太博士が考案した作品で、「ヒーリング・グリッド」と呼ばれる有名な錯視現象です。メカニズムを説明しましょう。

「ヒーリング・グリッド」の中央を見つめると、視界の大半は規則正しい格子模様で埋まり、周辺の途切れたラインの情報はほとんど脳に入ってきません。すると、あなたの脳は少しずつ「中央が正確な格子模様ばかりなのだから、周辺にも同じパターンが広がっているはずだ」といった物語を想像し、頭のなかで組み上げた格子模様を、あなたなりの〝現実〟として提示します。

すなわち錯視とは、現実のデータ不足を脳が物語で強引に埋めた結果なのです。

脳が現実よりも物語を好む事例をもう少し見てみましょう。ウルビノ大学のジョバンニ・カプートは、ヒトの意識を簡単に変える手法として次の手順を編み出しました。

❶ 部屋の中を10〜25ワット程度の薄暗い照明で照らす
❷ 40㎝ほど前に置かれた大きな鏡を覗き込む
❸ 鏡に映り込んだ自分の顔をじっと5〜10分見つめる

以上の手順を50人に行った試験では、全体の66%が「自分の顔が巨大に変化した」と答え、48

%が「怪物のような生き物が見えた」と回答。その他、猫やライオン、初めて見る人の顔、老婆や子どもなど、さまざまなイメージが報告されています（3）。筆者の場合は、見知らぬ女性の顔が現れました。

この現象は、鏡に反応した脳が適当な現実を作り出すせいで発生します。

もともと私たちの脳には他人の顔を見分けるための精緻なシステムが備わっており、目の大きさ、眉の角度、唇の色といった微妙な違いをもとに、何百人もの顔をすぐに識別できます。しかし、薄暗い照明のもとでは顔の情報をうまく認識できず、欠けた部分を別のデータで埋め合わせねばなりません。そこで脳は過去の記憶から適当な「顔データ」を引っ張り出し、頭のなかに「ありあわせの現実」を構築するのです。

視覚だけでなく、脳の物語が心理や記憶に影響を与えるパターンも見ておきましょう。

ランド大学などが行ったテストでは、男性の参加者に異性の写真を複数見せて好みのタイプを選ぶように求め、その女性を選んだ理由を尋ねました。「顔が整っている」や「優しそうだ」など、みなが思い思いの理由を述べたのを確認したあと、研究チームは実験にひねりをくわえます。参加者が気づかぬよう女性の写真をこっそりと入れ替え、まったく別人の写真を見せたうえで、「この女性を気に入った理由は？」と再確認したそうです（4）。

そんな大胆なことをすれば誰でもすり替えに気づきそうなものですが、現実は異なりました。なんと7割は写真が変わったことに気づかず、別人の女性に対して「性格が良さそう」や「目が大きいから」といった理由をその場で捏造し、本人も自分の発言を心から信じていたのです。

これは「作話」と呼ばれる現象で、「さっきと同じ写真を見ているのだから、私はこの女性を好きなはずだ」と考えた脳が、その判断に合わせた別の物語をとっさに捏造したのだと考えられます。まさに現実よりも物語が優先された例と言えるでしょう。

もうひとつ、2011年のテストも有名です（5）。研究チームは、プリンストン大学とダートマス大学によるフットボールの対抗戦を見た学生にアンケートを行い、「どちらの選手にラフプレイが多かったか？」と尋ねました。すると、みな同じ試合を鑑賞したはずが、プリンストンの学生は「ダートマスの選手は汚いプレイが多い」と答え、逆にダートマスの学生は「プリンストンの選手はフェアでない」と答える傾向が強かったと言います。当然、彼らに「自分はひいきをしている」との意識はなく、敵チームの汚さに心から憤りを抱いていました。

同じような心理は日常生活でもおなじみでしょう。仕事が遅いやつは無能だと怒る人が、自分の作業が遅いのは仕事が丁寧だからだと言い張ったり、ルールを守らない者を憤る人が、自分の規則破りは個性の表れなのだと主張するような事例はいくらでも見かけます（6）。いずれの状況でも、当人は自分の考え方こそが〝唯一の現実〟だと信じ、それ以外の可能性を認めません。これもまた現実よりも物語が優先されてしまう典型的な例です。

8
精神の脆弱性を逆手に取る

本章の話をまとめると、私たちが直面する問題は次の通りです。

❶〝物語〟は脳内で自動的に動き出し、私たちには制御できない
❷私たちは〝物語〟を唯一の現実だと思い込み、それに気づいていない

これらの点をクリアしない限り、自己の問題は克服されず、私たちの悩みも解決には向かいません。なんとも難しい問題ですが、ここで参考になるのが、イェール大学の神経科学者フィリップ・コーレットによる指摘です。

「〝脳の物語理論〟が教えてくれるもっとも重要なポイントは、私たちの精神機能がいかに弱くてもろいものか、というところだ」

確かに、破れた格子模様を見るだけで脳がだまされ、慣れ親しんだセルフイメージが鏡によって変わり、自分の言葉の捏造にも気づけないのだから、人間の精神は脆弱という他ないでしょう。

しかし一方で、精神の脆弱さは、脳の柔軟性の裏返しとも言えます。

何の強度もない水が自在に姿を変えて岸壁に染み込むように、合気道の達人が敵の力を使って巨人を投げ飛ばすように、柔軟な者が最後に勝利を収めることは珍しくありません。「柔よく剛を制す」の言葉どおり、人間の精神機能の柔軟さを逆手に取れば、〝物語〟の問題をクリアするのも可能ではないでしょうか？

事実、現代の神経科学および心理療法の世界では有望な対策がいくつか提案されており、臨床試験でも良い成果を挙げています。

次章からは、その具体的な方法論を見ていきましょう。

第 3 章

結界

BAI SEMA

1 エビデンスベースドな結界を張る

「けっかい【結界】①〔仏〕修行や修法のために一定区域を限ること。また、その区域に仏道修行の障害となるものの入ることを許さないこと。②寺院の内陣と外陣との間、または外陣中に僧俗の座席を分かつために設けた木柵。――広辞苑 第七版」

古来より、日本人が何事かをなす際には、いつも〝結界〟が重んじられてきました。
仏道に入った者が寺で暮らすのも、葬儀の場に鯨幕を巡らせるのも、神社の入り口にしめ縄や鳥居を置くのもみな結界の一形態。何らかの象徴で聖なる空間を設定し、参加者を穢れた存在から守るための処置です。

その発想は日本人の日常に浸透しており、たとえば由緒ある商家では、帳場を囲う衝立や店前に下げる暖簾のことを、いまも結界と呼びます。茶道にも似た発想は見られ、師範が立ち入り禁止区域に止め石を置き、茶室のにじり口をわざと狭くあしらうのも結界の一種です。結界の効能をひとことで言えば、それは「安心感の演出」となります。

寺の門をくぐれば、煩悩の対象など存在しない。
神社の鳥居より内は、穢れのない清浄な区域である。
茶室のにじり口の向こうでは、ただ喫茶だけが許される。

いずれも事前に独自のルールを決めることで「安心感」が生まれ、そのおかげで参加者は気を散らさずゴールだけに集中できます。俗世で仏道や茶道を修めるのが不可能とは言わないものの、「私はいま守られている」という安心感のあるなしで、修行の難易度が格段に変わるのは当たり前の話でしょう。

初めに結界の話をしたのは、自己を克服する作業が、私たちに大きな苦痛をもたらすからです。

それもそのはずで、すでに第1章で見た通り、自己とはあなたを守るために生まれた機能の集合体でした。

それぞれの機能は、あなたの脳が脅威を覚えた直後から発動し、他人との争い、健康の悩み、金銭トラブルといった人生の危機を解決しようと働きだします。誰もが生まれてこのかた自己に助けられ続け、それを当然のものとして暮らしてきました。いわば私たちにとって自己とは住み慣れた家のようなものであり、当てもないのにマイホームを捨てろと言われれば誰でもとまどうでしょう。特に人生で長らく自意識過剰の状態にあった人ほど自己を失う作業に恐怖を覚え、逆に自己にしがみつきたい欲望が増えてしまうケースがよくあります。

そこでここからは、本格的な自己の克服に挑む前に、正しい「結界の張り方」を見ていきます。結界の力であなたの内側に安心感を生み、自己を捨てても恐怖を抱かないメンタルを整えるのが本章のゴールです。

といっても、決して盛り塩や護符などの話をしたいわけではありません。世界で2番目に無神論者が多い国に住む私たちが古来の儀式に頼ったところで、かつての結界がもたらした機能は再現できないでしょう。本章で見ていくのは、あくまで脳科学の知見に基づくエビデンスベースドな結界です。

2

なぜアフリカ人は幻聴に苦しまないのか？

結界の重要性を理解すべく、まずは統合失調症の事例を見てみましょう。

言うまでもなく、統合失調症は過酷な疾患であり、「お前には居場所がない」「この嘘つき野郎」「本当にダメな人間だ」のような声がいきなり耳もとに響き、そのリアルさは実際に他人から罵倒されるのと変わりません。いくら幻聴だと言い聞かせても声は止まず、何時間も嘲笑の言葉が続くケースもあります。

この疾患が生活の障害になるのは言うまでもないでしょう。幻覚と幻聴で日常の会話と仕事がままならず、悪くすれば自分と他人の感情が理解できなくなってしまうことも珍しくありません。統合失調症の有病率はおよそ100人に1人の割合で、日本における患者数は約100万人。いまだ明確な原因はわからず、現在はおもにドーパミン神経の活動を抑える薬と心理療法を組み合わせた治療が行われています。

そんな状況下、2014年にスタンフォード大学の人類学者ターニャ・ラーマンが、興味深い研究を発表しました。統合失調を発症したあとでも、症状に苦しまない人たちが存在するというのです（1）。

ラーマンはアメリカ、ガーナ、インドで統合失調症の患者にインタビューを行い、「頭の〝声〟は何を言ってくるか？」や「話しかけてくるのは誰か？」などを確認。すべての回答をまとめ、国ごとによる幻聴の差を明らかにしました。

まずアメリカ人を襲う幻聴は、日本と同じくネガティブな言葉がほとんどです。「死ね」「殺す」「最悪の人間だ」のように、暴力と憎しみに溢れたフレーズが大半を占めていました。

一方、ガーナやインドの農村部に住む者が聞く幻聴は、「正しく生きよ」や「良い日が来る」といったポジティブな内容が混ざり、声の調子もおだやかなものがほとんどだったそうです。おかげで患者たちは統合失調症でもＱＯＬを損ないにくく、症状の寛解スピードも早い傾向がありました。

この結果について、ラーマンは「アメリカ人にとって外からの声は『狂気』を意味する」と言います。

先進国では大半が幻聴を「異常なもの」「病気のひとつ」とみなし、修正しなければならない問題のひとつだと考えます。これに対して、アフリカやインドの田舎町では幻聴を神の言葉や先祖の伝言として解釈することが多く、おかげで幻聴がポジティブに変換されるわけです。

幻聴の内容がときと場所によって変わる事実は、昔からよく知られていました。

1980年代に複数の人類学者が行ったフィールドワークによれば、メキシコ系のアメリカ人は幻聴を「先祖の言葉」と捉え、まわりの人たちも統合失調症に寛容と同情の態度を抱きます。おかげで患者は幻聴を「良いもの」として捉えることができ、日常生活に支障をきたしづらい傾向がありました。かたやヨーロッパ系のアメリカ人は、幻聴に苦しむ患者に「怖い」や「異常」のレッテルを貼りやすく、症状がさらに進んでしまうケースが広く確認されたのです（2）。

また別の研究では、1930年代には「他人を愛せ」や「主に寄り添え」などと優しい幻聴の報告が多かったのが、1980年代からは「自殺しろ」や「皆が軽蔑している」といった敵対的な内容が激増したとのこと（3）。その理由はまだ定かではないものの、30年代はまだ共同体のつながりが濃かったのが、80年代にかけて先進国で個人主義的な思想が強まったのが原因と考えられています。

住む場所さえ変えれば万事解決といった単純な話ではありませんが、幻聴の内容が周囲の環境に左右されるのは間違いありません。いわばガーナ人とインド人にとっては、各国の文化が「結界」として働いているのです。

3 薬のサイズが大きくなるほど効き目は強くなる

統合失調症の事例からわかるのは、私たちのメンタルにおいて、「セット」と「セッティング」がいかに重要かというポイントです。両者とも薬物治療の世界で使われる言葉で、おおよそ次の意味になります（4）。

・セット＝個人の性格、感情、期待、意図などの状態
・セッティング＝物理的、社会的、文化的な環境の状態

あなたが医師から抗鬱剤を処方されたとしましょう。このときに「この薬は最新の成分だから効くだろう」と期待したり、「薬に頼るのはなんだか怖い」という感情を抱いた場合は、どちらも「セット」の問題に分類されます。

他方で、もしあなたが「薬を家で飲むか、病院で飲むか？」という環境の違いや、「両親が投薬治療に反対している」といった周囲の意見に悩んだなら、それは「セッティング」の問題です。

どちらも違法薬物の研究から生まれた言葉ですが、その後の調査により、抗鬱薬・向精神薬・かぜ薬などの一般薬の効果も左右することがわかってきました。セットとセッティングがポジティブであるほど薬の効き目は上がり、もし本人が「こんな成分が効くわけない」と思ったり、周囲の同意が得られないままであれば、そのメリットは20〜１００％の範囲で下がってしまうのです（5）。

類似の研究は多く、薬のサイズが大きくなるほど効き目は強くなり、同じ成分量でも1錠より2錠を飲んだほうが薬効は高まり、白衣を着た療法士のほうが私服のセラピストよりも心の病をすみやかに癒してくれます。いずれの要素も、私たちのセットとセッティングを整えてくれるからです。

ハーバード大学医学部のテッド・カプチュクは、次のように指摘します（6）。

「薬物や心理療法の効果を比べた研究を見ると、そこには儀式的な要素が働いていることが多い。薬の効果を得るためには、一定の時間に診療所に行き、白衣を着た専門家の診察を受け、奇妙な処置を受けなければならない」

病院が私たちの不調を癒してくれるのは、たんに化学物質を処方されたからだけではありません。国や専門家が認めた機関にわざわざ出向き（セッティング）、その結果として「私は適切なケアを受けた」との期待（セット）が生まれたのも、病院で不調が治る原因のひとつだというわけです。

もちろんセットとセッティングは魔法の薬ではなく、悪性の腫瘍を消すことはできませんし、目の見えない人に視力を与える効果もありません。治療には化学物質や外科手術の力が絶対に必要です。

しかし、それと同時に、セットとセッティングが統合失調症のような難しい症状をやわらげるのもまた事実。哲学者のヴォルテールも言うように、「医の技法とは患者を楽しませることにある」のです。

4 脅威は外だけでなく内からも襲いかかる

セットとセッティングを整えるには、2つのアプローチがあります。

❶外部環境の調整

❷内部環境の調整

ひとつめの外部環境はわかりやすいでしょう。文字通りあなたを取り巻く周辺世界のことです。もし隣人の騒音がひどかったり、会社から理不尽な指示を受け続けていたら、誰でもストレスが慢性化するはず。序章で説明した通り、私たちの脳は周囲の異変を休みなく警戒しており、もし自分の部屋や職場が脅威に満ちていたら、あなたの脳はほどなく自己を立ち上げ、「私はこのまで大丈夫だろうか……」といった〝二の矢〟を撃ち始めます。

この問題を解決するには、環境を変えるしか手がありません。伝統的な禅の修行が俗世と離れた禅林で行われ、キリスト教の修道院がクラウズーラを設定して部外者を締め出したのも、すべては「私は守られている」という感覚を脳に与えるための処置です。

そして、ふたつめの内部環境は、あなたの内側の変化を意味し、さらに2つのサブカテゴリにわかれます。

❶思考とイメージ

❷臓器の感覚

最初の「思考とイメージ」は、脳内に浮かぶ「過去にミスをした記憶」や「自己否定の言葉」などのことです。

人間の脳は、外部だけでなく自分の内面も絶え間なくモニタリングし、あなたの過去と未来に問題がないかをチェックし続けています。もしここで「私はダメな人間だ」といった思考が浮かべば、やはりあなたの脳は「脅威が現れた」と判断を行い、「自己」を起動させるでしょう。未来のトラブルを想像して不安を感じるのも、親しい人に嘘がばれた記憶で恥の感覚がわくのも、すべてはあなたの脳が内部環境のモニタリングを行った結果です。

ふたつめの「臓器の感覚」は、第2章でお伝えした、人体の高性能センサーによって検知された肉体の変化を意味します。脳をおびやかす脅威は外だけでなく内からも襲いかかります。

以上を押さえた上で、セットとセッティングを整える方法を見ていきましょう。

まず大前提として、月並みながら食事・運動・睡眠の改善は欠かせません。栄養やエクササイズの乱れによる臓器の不調は、本人が気づくと気づかないとにかかわらず、ネガティブな感情を大きく左右します。いかなる心理テクニックを使おうが、肉体の状態を改善しておかねば、あなたは不快から逃れられないことになります。

食事・運動・睡眠の改善についてはあえて触れませんが、なにか特別な手法を使う必要はなく、厚生労働省やＷＨＯなどが提唱する一般的な健康ガイドラインを守れば十分です。いまのライフスタイルで可能な範囲で体調を整えつつ、これから紹介するトレーニングも併用してください。

いずれもささやかな手法なので、最初は大した違いを感じられないかもしれませんが、私たちの精神機能は意外なほど柔軟であり、ゆえに小さな介入でも大きな変化を起こす可能性を秘めています。自分の感覚にしっくりくる手法を２～３個選び、最低でも３週間は続ければ、少しずつあなたの中に「安心」の感覚が根づくはずです。これが、あなたを守る〝結界〟になります。

5 セットを整える

まずはセットを整える方法です。具体的な手法は「感情の粒度を上げる」と「内受容感覚トレーニング」の2つで、ここからは、あなたの内面の動きを正しく認識し、自分の脳に安心感を与えてやるのが大きな目標になります。

手法1 感情の粒度を上げる

「感情の粒度」は心理学の概念で、あいまいな感情をくわしい言葉で表現できるスキルのことです。このスキルが高い人と低い人の違いはこうなります。

- **感情の粒度が低い**：何か嫌なことがあった際に、すべてを「むかつく」や「気持ち悪い」など1〜2つのボキャブラリーだけで表現する
- **感情の粒度が高い**：気分が悪いことに対して、「癇にさわる」「憤る」「いらつく」といった複数の表現を思いつき、その中から一番しっくりくる言葉を選ぶことができる

ささいなスキルのように思えるかもしれませんが、ここ数年の研究で、「感情の粒度」がメンタルの安定に大きく関わることがわかってきました。「感情の粒度」が高い人たちを調べたジョージ・メイソン大学などのチームは、感情の言語化がうまい人たちは総じてセルフコントロールがうまく、アルコールやドラッグに依存しにくいうえに病気にもかかりにくいと報告しています(7)。

その理由は、感情の粒度が高いほど脳が混乱しづらくなるからです。

ひとくちに「嫌な気分」と言っても、そこには必ず無数の濃淡が存在します。状況によって私たちの内側には複数の感情が入り混じり、「怒り」や「悲しみ」といった特定の感情にまとめられるほうが珍しいでしょう。悲しみの混ざった怒りや、焦りにかき立てられた怒り、期待の裏に潜むいらつきといったように、似た感情の中にもさまざまな気持ちが入り混じる方が普通のはずで

す。この感情の違いは肉体にも反映され、発汗量の違いや筋肉のこわばりの差となって表れます。

ところが、ここで複雑な感情を「むかつく」だけで捉えると、脳が混乱を始めます。肉体のセンサーは微妙に異なる感覚データを届けてくるのに対し、あなたの意識は常に単一の感情として情報を処理するため、そこに食い違いが生まれてしまうからです。

悩んだ脳は情報をうまく処理できなくなり、いつまでもストレス反応を引きずった結果、あなたは「なんだかイライラする」などと微妙な気分を延々と味わうことになります。上司から「明日までに書類を3枚仕上げてくれ」と言われれば困らないのに、ただ「うまくやっておいてくれ」とだけ言われたら途方に暮れてしまうのと似た状態です。

「感情の粒度」を高める方法は2つあります。

❶ 新しい言葉を学ぶ

❷ 感情ラベリングを行う

最も手軽なのは、あなたの知らない表現に触れることです。普段は手に取らなそうな小説を手に取り、単に「悲しい」だけでなく、「うら悲しい」「物寂しい」「哀れを誘う」「いたわしい」など、さまざまな感情の濃淡を表す表現をストックしましょう。

また、新しい単語を学ぶだけでなく、「穴の中に落ち込むような孤独」や「豚のように肥えていく孤独」といった比喩表現に触れるのも効果的です。目新しい表現に出会う度に、「この言い回しは過去の私の感情に当てはまらないだろうか？」と考えてみると良いでしょう。

もうひとつ、未知の外国語に触れるのも有効で、たとえばイヌイット語では「誰かを待つ期待感」のことを「イクツアルポーク（Iktsuarpok）」と呼び、ヒンディー語では「愛する人との別れにともなう心の痛み」を「ヴィラアグ（Viraag）」と表現します。こういった単語を知るだけでも、私たちの脳は感情の処理がうまくなり、ストレスに強くなります。

ふたつめの「感情ラベリング」は、私たちが日常で味わう感覚を正確に表現してみるゲームです。目を閉じて、過去にあなたが出くわしたネガティブな体験を2～3個ほど思い出してください。知らない人に怒鳴られた、仕事でミスをした、人前で転んだなど、どんな記憶でも構いません。

嫌な記憶をクリアに思い出したら、そこにともなう感情の種類を、できるだけ細かく表現してみましょう。「裸の肌に藪蚊が群がってきたようなプレッシャー」などと比喩を使っても良いですし、「怒り30％、悲しみ20％、焦り50％」のように感情を比率で表すのも良いでしょう。なかなかうまい表現が見つからないときは、「感情表現辞典」や「類語辞典」を探すのもおすすめです。

同じように、毎日の暮らしで嫌なことが起きた直後も「感情ラベリング」を行うチャンスです。仕事でミスをしたときやSNSで無礼な言葉を投げられた後で反射的な怒りや恥の感情に流されてしまう前に、「これは穴に入ったまま即身成仏したいほどの恥ずかしさだ」「理不尽さに対する義憤にも近い怒りだ」といったふうに、そこで抱いた感情にぴたりと当てはまる言葉を探してください。正確な言葉が見つかれば、直後から脳が感じる脅威の感覚は低下します。

実践の目安としては、一日5〜10分のラベリングを2〜3週間ほど続けると良いでしょう。画家が常人には見えない色の違いを見分けられるのと同じように、ほどなく多彩な感情を分類する技術が身につき、ラベリングされた感情が「言語の結界」としてあなたを守ってくれます。

手法2 内受容感覚トレーニング

「内受容感覚」は、さきほど説明した「臓器の感覚」を感知する能力のことです。もしあなたが呼吸のペースや心拍数、体温の変化を正確につかめないようであれば、内受容感覚は低いと判断されます（8）。いわば内臓の脅威センサーが満足に働いていない状態です。

身体の状態が感情に影響するのは先述のとおりですが、内受容感覚の不調もまた私たちの精神にマイナスの効果をおよぼします。「心拍や呼吸の変化など簡単にわかる」と思われそうですが、実は現代社会においては、肉体の変化を正しく察知できない人は意外なほど多いものなのです(9)。一例としてエクスター大学の研究では、重い抑鬱に悩む参加者を調べたところ、精神の不調が大きな人ほど自分の心拍数を正しくカウントできない傾向がありました(10)。その他にも不安や抑鬱に苦しみやすい人ほど、自分の体温や空腹感、脈拍といった情報をうまく察知できないという報告は多く、内受容感覚とメンタルに大きな相関があるのは間違いありません(11)。

内受容感覚の混乱で「苦」が生まれるのは、感情をうまく扱えなくなるのが原因です。繰り返しになりますが、人間のネガティブ感情は、変化への適応をうながす「生存ツール」として進化してきました。「怒り」は私たちに行動する勇気を与え、「不安」はトラブル処理に必要な集中力を高め、「悲しみ」は共同体を結びつける働きを持ちます。ネガティブな感情なしで、あなたは外界の脅威にうまく対応できません。

しかし、私たちの脳は身体が伝える感覚情報をもとに「感情の強さ」を判断しているため、内臓の感覚をつかめないと自分が抱いた感情の強さがうまく測れません。「この気持ちは快か不快か?」ぐらいの判断はつくものの、緊張、恐れ、怒り、動揺といった感情の区別がつかなくなってしまうのです。

ノースイースタン大学のリサ・フェルドマン・バレットらの研究によれば、内受容感覚が低い人ほど感情の強度が識別できず、「怒りと悲しみ」や「動揺と抑鬱」などの異なる気分を、ほぼ同じものとして扱ったと言います(12)。その結果、彼らの脳は感情の多様性が判断できなくなり、目の前の問題について正確な判断を下す能力が下がったとのこと。要するに、身体感覚の把握は脳のストレスを減らすための一里塚なのです。

6 内受容感覚を鍛える

内受容感覚を伸ばす方法はいくつもありますが、ここでは南オーストラリア州政府の教育省が提唱するプログラムを紹介しましょう(13)。同機関は小学生に8～16週間をかけて内受容感覚トレーニングを行い、学習モチベーションの増加やいじめと不登校の減少といった成果を得たと伝えています。内受容感覚の改善でストレスが減り、これが問題行動やモチベーションの改善につながったようです。1日5～15分でいいので、次のエクササイズから好きなものに取り組んでみてください。

・心拍数トラッキング

手首や心臓などに手を当てずに、自分の心拍数を推測してみるエクササイズです。

①手首や心臓に手を当てずに、自分の心拍数が30秒で何回になるかを推測。
②自分の心拍数が40秒で何回になるかを推測。
③自分の心拍数が50秒で何回になるかを推測。
④手首や心臓に手を当てて実際の脈拍を測り、30秒、40秒、50秒と、それぞれの実際の心拍数を出します。
⑤計測が終わったら、すべての数値を式に落とし込みましょう。

1－｛(｜実際の心拍数－見積もった心拍数｜)÷((実際の心拍数＋見積もった心拍数)÷2)｝

最後に出た数値は、次のように判断します。

・0・7以上＝内受容感覚は平均よりも高めです

・0・61～0・69＝一般的な内受容感覚ですが、まだ改善の余地があります
・0・6以下＝内受容感覚は平均より低めです

心拍数トラッキングは、内受容感覚の精度を測るテストとして使うこともできます。自分の成長を定期的に判断してみるのも良いでしょう。

・筋肉感覚トラッキング

最も基本的な内受容感覚エクササイズです。寝る前などにベッドやマットレスの上で実践してください。

①寝転んだままゆっくりと呼吸をします。目をつぶっても構いません。
②４秒かけて息を吸いながら目と額にできるだけ力を入れ、８秒かけて息を吐きながら力を抜きます。

③4秒かけて息を吸いながらできるだけ口を大きく開け、8秒かけて息を吐きながら力を抜きます。
④4秒かけて息を吸いながら両手の指と両腕をできるだけ大きく伸ばし、8秒かけて息を吐きながら力を抜きます。
⑤4秒かけて息を吸いながら両足の指を丸めて力を入れ、8秒かけて息を吐きながら力を抜きます。
⑥4秒かけて息を吸いながら両足にできるだけ力を入れ、8秒かけて息を吐きながら力を抜きます。
⑦4秒かけて息を吸いながら、顔、両手、両腕、両足にできるだけ力を入れ、8秒かけて息を吐きながら力を抜きます。
⑧ゆっくりした呼吸をくり返しながら、全身の力が抜けた状態を味わって終了です。

エクササイズのポイントは、全身の各部位に力を入れつつ、筋肉の変化に注意を向け続けるところです。筋肉が硬くなる感覚や力が抜けた直後の感覚を、じっくりと味わってみてください。実践の際は一日5～10分ずつを最低4週間は続けるのが基本です。リラックス効果が強いエクササイズなので、入眠前の儀式に取り入れるのも良いでしょう。

・スダルシャンクリヤ

「スダルシャンクリヤ」は、ヨガの世界で使われる呼吸トレーニングのひとつです。ここ十数年で効果の検証が進み、ストレスや抑鬱症状への高い効果が認められてきました（14）。次の要領で行ってください。

①背筋を伸ばしたままあぐらをかいて座り、両脇腹に手を置く。

②4秒かけて鼻から息を吸う → 4秒息を止める → 6秒かけて口から息を吐き出す → 2秒息を止める。

③ステップ2の呼吸を1セットとして、これを8セットくり返す。終わったら普通の呼吸にもどして10秒休憩。

④両手を胸の前に置き、そのままステップ2の呼吸を8セットくり返す。終わったら普通の呼

吸で10秒休憩。
⑤両手のひらを肩甲骨の上に置き、そのままステップ2の呼吸を6セットくり返す。終わったら普通の呼吸で10秒休憩。
⑥できるだけ素早い呼吸を30～50回行う。その際には、息を吸うと同時に両腕を上げ、息を吐くと同時に両腕を下ろす。終わったら普通の呼吸で10秒休憩。
⑦ステップ6の呼吸を追加で2セット行う。
⑧最後に「オー」と声を出しながら深呼吸を3回行って終了。

「スダルシャンクリヤ」は複数のパターンで呼吸を行うため、各ステップごとに胸や腹部に異なる感覚が生まれます。「呼吸のスピードを変えたらどのような気分になるか?」や「手のひらを置く位置によって呼吸に違いは出るか?」など、感覚の変化に意識を向けながら行いましょう。

ちなみにこの呼吸法は、深呼吸と高速呼吸を組み合わせることにより、リラックスと覚醒状態を同時に生む働きを持っています。実際に試すとわかりますが、気持ちは穏やかなのに頭は明晰という独特の感覚に切り替わるため、難しい仕事に取り組む前の準備に使うのも効果的です。実践の目安としては、すべてのステップを一日1回ずつ、最低4週間は続けると良いでしょう。

スダルシャンクリヤ

ステップ❶：4秒かけて鼻から吸う
4秒息を止める
6秒かけて口から吐く
2秒息を止める
（これを8セット）

ステップ❷：同上（これを8セット）

ステップ❸：同上（これを6セット）

・各ステップの間に10秒休憩をはさむ

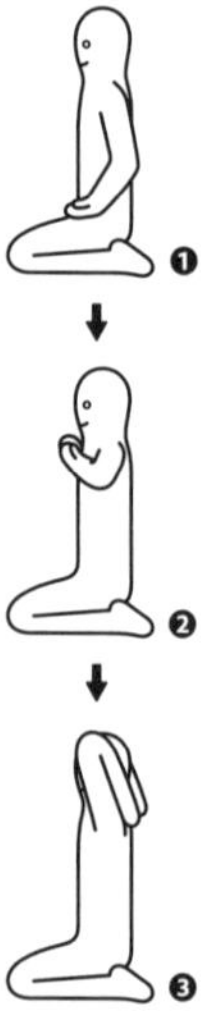

できるだけ素早い呼吸を
30〜50回行う。
その際には、
息を吸うと同時に両腕を上げ、
息を吐くと同時に両腕を下ろす。
終わったら普通の呼吸で10秒休憩し、
さらに2セット行う

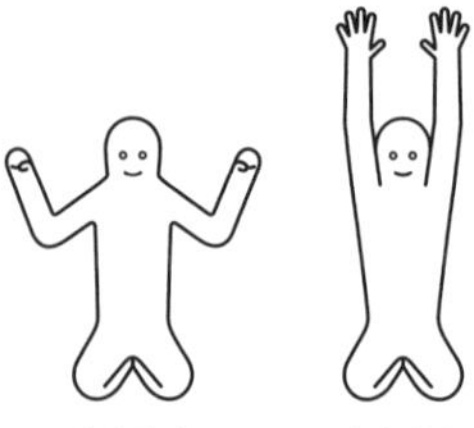

息を吐く　息を吸う

「オー」と3声を出しながら
深呼吸を3回行う

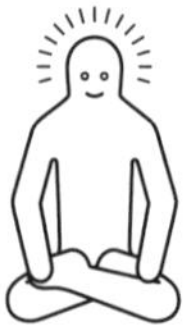

7 セッティングを整える

続いてセッティングを整える方法に移ります。具体的な手法は「避難所を作る」と「グラウンディング」の2つで、ここからは、あなたを取り巻く環境をフィックスしていきましょう。

手法 1 避難所を作る

セッティングの調整に取り組むに当たっては、当然ながら自分の部屋の改善が第一歩です。室内の整頓、観葉植物の導入、好きな家具の導入など、あなたが快適に思えるような部屋作りは、いずれも脳に安心感を与える働きを持ちます。

ただし、いかに自分の部屋を整えても、自分のコントロールが及ばない職場や学校などはどうにもなりません。そんなケースに備えて、ここでは脳内に自分だけの「避難所」を作る手法を見ていきます。あなたが心から安心感を抱ける環境を頭の中に用意し、必要に応じて逃げ込めるようにしておくのです。

・セーフプレイスワーク

セーフプレイスワークは心理療法で使われる技法で、不安や神経症に悩む人によく使われます(15)。具体的なやり方を見てみましょう。

①落ち着ける環境でゆったりと座って目を閉じます。

②「私にとって心から安心できる場所や状況はどのようなものだろう？」と考えて、何らかのイメージが頭に浮かぶのを待ちます。そのイメージは、あなたが以前に行ったことのある場所かもしれませんし、いつか訪れたいと夢見る場所かもしれませんし、映画で見かけた場所かもしれません。

③思い浮かべた場所を観察し、さらに細かい部分を意識してください。もし建物があるなら、どのような形でどのような素材が使われているのか？　もし花畑のようなイメージを浮かべたなら、どのような色彩が広がっているのか？　他に何か気づくことはあるか？　できるだけ細かく想像するほど、安心感は上がりやすくなります。

④続いて、あなたのイメージの中に発生している音、または静寂に意識を向けてください。遠くでどんな音が聞こえるか？　近くの音は？　耳をすますと聞こえてくる音は？　こちらもできるだけ細かくイメージします。

⑤今度は肌の感覚に焦点を当ててください。足裏に感じる地面の硬さ。周囲の温度・湿度。空気の動き。あなたが触れることができるすべてをクリアに思い描いていきます。

⑥最後に、思い描いたイメージに点数をつけます。「全く安心感がない」なら0点で、「心からの安心感がある」なら100点です。最終的に80点以上のイメージが生まれるまで、何度か同じワークを続けましょう。

この技法で重要なのは、イメージを積極的に思い描いてはいけない点です。「これは南国のイメージだから、こんな植物が生えているだろう」などと理屈で想像を広げるのではなく、「自分にとって安全な場所とは？」という疑問に対して、「セーフプレイス」の情景が自然と内側にわき上がるのを待ちましょう。

もしここで良いイメージが出てこなくても問題ありません。私たちの想像力は筋肉のようなものであり、何度も繰り返す度に少しずつ適切な「セーフプレイス」が浮かぶようになります。

完成した「セーフプレイス」は、ぜひ日常のストレスに対して使ってください。職場や学校で嫌な感情が昂ったとき、寝る前に急な不安に襲われたときなどに、おもむろに目を閉じて脳内に「セーフプレイス」を立ち上げ、しばらくイメージの中に留まりましょう。

空想の避難所に意味があるのかと思われそうですが、前章で見た通り、私たちが体験する世界はそもそも大半が脳内イメージで作られています。ゆえに私たちの脳は現実のデータと想像のデータをうまく区別できず、頭の中で組み立てた映像もリアルなものとして取り扱うのです。

・ソーシャルサポートワーク

こちらも認知行動療法でおなじみのテクニックで、他者とのつながりの感覚を増やして、脳に安心感を与えるために使います。

人類はつねにグループの中で生きてきたため、社会からの孤立には慢性的なストレスを感じ、逆に信頼できる他者さえいれば大きな安心感を覚えるように進化しました。その影響力は想像より大きく、ブリガム・ヤング大学など148の先行研究をまとめた調査では、孤独感はタバコや運動不足よりも身体に悪いと報告されています(16)。

そこで「ソーシャルサポートワーク」では、あらためて社会との関係性を確かめるエクササイズを行います。

❶ネットワークリストの作成

まずは自分の社会的ネットワークに存在する人を、思いつくだけリストアップします。次の例を参考にしてください。

- **親しい人**：親しい友人、家族、同僚など
- **顔見知りの人**：たまに挨拶する隣人、いつものコンビニの店員、よくすれ違う人など

ネットワークリストをサークルに書き込む

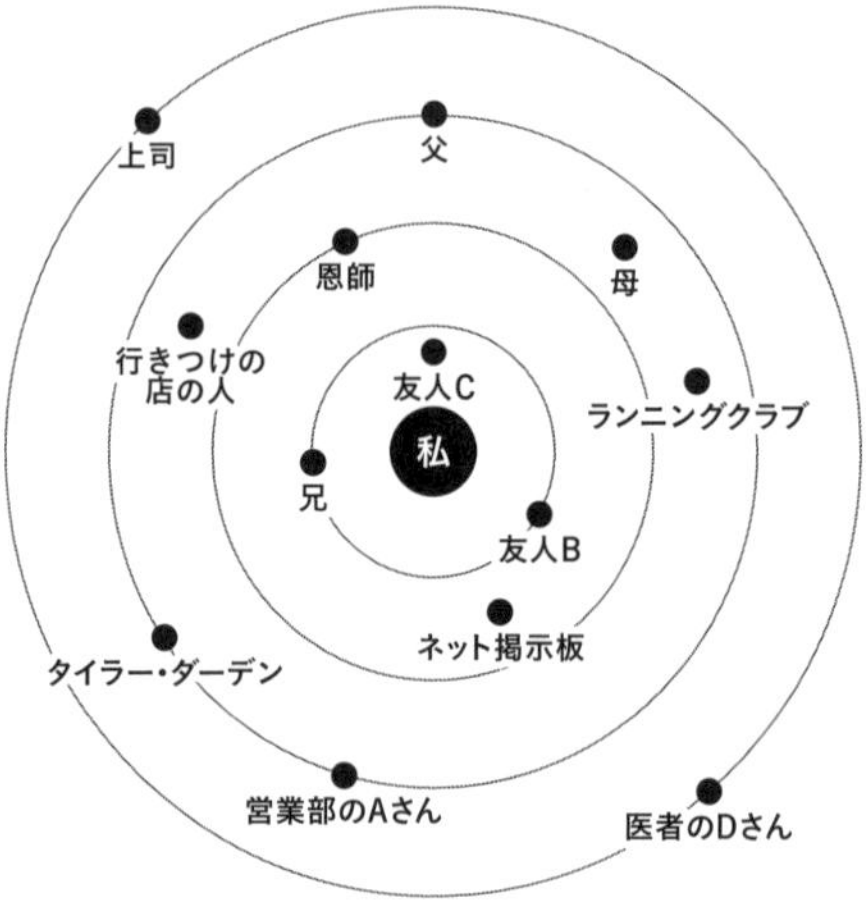

・**あこがれの人**：自分が理想とする人、尊敬する過去の偉人、好きな映画や本の架空のキャラなど
・**助けになりそうな人**：主治医、かつての恩師、法律相談所、ネットのコミュニティなど

リストができたら、それぞれの人物について「私はこの人にどれぐらい親密さを感じるだろうか？」と考え、親しみを感じる人やキャラクターを最低でも15人ほど上のようにサークルに書き込みます。親しみが大きい人ほど円の内側にドットを打ちましょう。

❷ソーシャルサポート分析

記入を終えたサークルを見ながら、次の質問について考えてみてください。

・この中でどの人物ともっと時間を過ごしたいだろうか?
・親密な人と接触する時間を増やすために、何ができるだろうか?
・いまの悩みや困りごとを相談できる人はいるだろうか? もしいない場合は、専門の組織や機関、自助グループに相談はできないだろうか?

「ソーシャルサポートワーク」は以上です。

書いた紙は常に持ち歩き、ネガティブな感情がわいたときに見返してください。

この作業を行うと、たいていの人は「私は社会の中で生きている」や「いざというときに頼れる人やキャラがいる」という事実にあらためて気づき、直後からストレス反応が低下します。これからの人生で新たなソーシャルサポートが現れたら、随時リストに加えていくと良いでしょう。

手法2 グラウンディング

「グラウンディング」は心理療法の世界で使われるテクニックで、〝現在〟に心を引き戻すノウハウの総称です(17)。

第1章で見たように、私たちが苦しみをこじらせるのは、脳が「自己」を起点に未来または過去へとイメージを広げたせいで、ネガティブな感情が増すのが大きな原因でした。人類の悩みが尽きないのは、あなたの意識が〝現在〟からそれてしまうからです。

そこで「グラウンディング」では、未来と過去に向かった意識を引き戻すことで、苦しみの減少を試みます。〝現在〟は未来の不安と過去の失敗が存在しない安全地帯であり、目の前の世界から振り落とされなければそれ以上の災いは起きようがありません。いわば、〝現在〟を結界に使うわけです。

それでは、代表的な「グラウンディング」の手法を紹介しましょう。自分の中にネガティブな感覚がわいてきたら、次のテクニックをいくつか試してください。

・自己解説法

いまの自分の名前、年齢、いまいる場所、いましていること、次に何をするつもりかを口に出して説明する手法です。「私の名前は〇〇、40歳。いまはオフィスにいて、プレゼンの資料を作っている。このあとは、いつものカフェでランチを食べて……」といった具合で、いまの状況を淡々と実況しましょう。すぐに脳が現在に意識を向け、数分で気持ちが楽になるはずです。

・54321法

その名の通り、五感を駆使して行うグラウンディングです。急な不安に襲われたり気持ちがふさいでしまったら、次のステップで〝現在〟に復帰しましょう。

①いま目に見えるものを5つピックアップします。「カーペットのシミの色」や「壁の傷」など、まわりを見渡して普段は気づかないものを選んでください。

②触覚で感じられるものを4つピックアップします。服の肌触り、テーブルの表面の滑らかさなどに意識を向けましょう。

③耳で聞くことができるものを3つピックアップします。外を走る車のエンジン音、鳥のさえずりなど、普段は気づかないものを選んでください。

④鼻で嗅ぐことができるものを2つピックアップします。室内の香り、松の木の匂い、調理中の食べ物の匂いなどを意識的に味わいましょう。

⑤最後に、いま味わうことができるものを1つピックアップします。飲み物を口にしたり、ガムを噛んでみたりと、舌の上に起きる感覚を味わってみてください。

グラウンディングの途中で意識がそれても、慌てず五感に戻る作業をくり返しましょう。意識を戻す度にあなたの脳は安心感を覚え、ストレス反応が下がります。

・暗算法

頭の中だけで100から7ずつ引き算を行い、0になるまでくり返します。100、93、86、79……のように、できるだけスピーディに計算を続けてください。暗算は脳の負荷が高い行為なので、何度も続けるうちに頭の中が計算に占有され、自然と未来や過去から意識をそらしやすくなります。

以上のテクニックは、何か嫌なことがあったときの応急処置としても使えますし、感情コントロールの手法としても効果的です。あなたの意識を〝現在〟に置き続けるトレーニングとして、一日10〜15分を目安に行ってください。

8 あなたの内面に結界を張る

本章で取り上げた〝結界〟は、完璧なものではあり得ません。

私たちを取り巻く環境は常に変動するため、どれだけ強固なバリアを張ろうが破られる日は必ず来るでしょう。

とはいえ、正しい〝結界〟の張り方を知っているといないとでは、いざ自己が暴走を始めた後の展開が大きく変わります。事前にあなたの内面に平常心の土台を作っておけば、無手勝流で世界の変化に立ち向かうよりも、確実に物語の悪影響からは逃れやすくなるはずです。

くり返しになりますが、結界とは、修行を正しく行うために精神の土台を作る作業のことです。次章から取り上げる〝修行法〟を実践する前に、あなたの内面に結界を張っておいてください。

第 4 章

悪法

EVIL LAWS

1 「自己をならう」にはどうすれば良いのか？

日本に禅の思想を広めた13世紀の僧・道元は、『正法眼蔵』にこんな言葉を残しました。

「仏道をならうというは、自己をならうなり
自己をならうというは、自己をわするるなり」

精神をトレーニングするには、ただ自己を学ぶことが重要であり、他のことに手を出す必要はない。自己について学び続けさえすれば、やがて自己は消えていくものなのだと道元は言ったのです（1）。

この発想がどこまで正しいかにはまだ議論が残りますが、自己分析の重要性を疑う人は少ないでしょう。「そもそも私とはどのような存在か？」がわかっていなければ、自己が生み出す問題へ

の対策を立てようがありません。数式の読み方もわからないのに、いきなり方程式を解くのと同じ状態に陥ってしまうはずです。

それでは、具体的に私たちが「自己をならう」にはどうすれば良いのでしょうか？

前章までに見た通り、私たちの自己は進化が生んだ生存ツールのひとつであり、環境に応じて脳が作り出す物語で形成された虚構の存在でした。ここまで本書が用いてきた用語を使えば、「自己をならう」とは「あなたがどのような物語で構成されているのかを知ること」と言い換えられます。

たとえば、友人と口論になったときに、「この問題をどう解決するか？」と考える人がいれば、「私が悪いことをしたのだろうか……」と思い悩む人もいるでしょう。このような思考の差は、あなたを形作る物語の違いによって発生します。

具体的には、友人との口論が始まった瞬間に、脳が「他者と意見が異なるのは普通のことであり、問題解決に向かう前向きなプロセスだ」との物語を生めば、私たちはネガティブな感情にとらわれず事態を冷静に対処するでしょう。一方ここで「私は失敗が多い人間だから気づかぬうちに何かやらかしたのだろう」との物語が生まれれば、あなたは自分に〝二の矢〟を撃ち始めるはずです。

かようにあなたの判断は物語の影響を大きく受け、あなたの行動を導く法律のような働きをしています。これが悩みの解決に役立つなら問題ないものの、人間の行動がときに〝歪んだ法律〟によって動かされてしまうケースが多いのは前述の通りで、言うなれば私たちは〝悪法〟に人生を左右されているわけです。

この問題を解決するには、手始めに悪法の内容を理解するのが最善手でしょう。つまり、本章のポイントは2つです。

❶ あなたの行動を縛る悪法を把握する
❷ 悪法に対処する方法を学ぶ

この2点を押さえることが、本書における「自己をならう」の定義になります。

そのために、まずは「私たちの悪法はいかに生まれるのか？」というポイントを見ていきましょう。

2

入らざる事を捏造して自ら苦しむのが人間

あなたが持つ悪法は、人生のあらゆる出来事をもとに作られます。両親や友人との関係性、学校や会社での失敗体験、他人からの何気ない言葉。すべての体験は私たちの脳にデータとして記憶され、歪んだ物語を生む土壌として働きます。心理療法の世界では、その中でも特に悪法が生まれやすいメカニズムを、だいたい3つに絞り込むのが一般的です。

ひとつめは「幼少期のトラウマ」で、子ども時代に虐待を受けた人は「私は誰も信用すべきでない」との思いを抱きやすい傾向があります。同じように幼い頃の貧しさも問題を起こしやすく、「私は何もできない」といった感覚の原因になります。

ふたつめは「社会の世界観」がそのまま取り込まれてしまうケースです。

経済学者のマックス・ローザーも指摘するように、過去25年間の貧困データの推移を見れば、「新聞は毎日『今日も13万7000人が貧困を脱出した』と報じることもできた」はずでしょう(2)。しかし、一般のメディアは世の中の飢餓と暴力ばかりを報じるため、少しずつ「世界は恐ろしい場所だ」との世界観が植え付けられてしまいます。また、メディアの影響だけでなく、学歴の低さにより「私は無価値だ」と思い込んだり、障害や病気のせいで「私は社会に適さない」という意識が育ったりと、世間に流通するネガティブイメージが取り込まれるのも一般的です。

みっつめは、日常のちょっとした出来事が法律として植え付けられるパターンです。友人に変な髪型を笑われた日の記憶や、テストで良い点を取ったのに親から無視されたショック、親友から約束を破られた悲しさなど、あらゆる体験があなただけの法体系になり得ます。どの体験が法律に採用されるかは、そのときの年齢や生まれつきの性格によって異なり、私たちにはコントロールできません。


と言うと、なにやら悪いことだらけのようですが、脳内に作られた法体系もまた、もとはあなたを守るために生まれたものです。

たとえば、「私は無価値だ」という物語を指針にすれば、あなたは必要以上の行動を控えて不測の事態から身を守ることができます。「世の中は恐ろしい場所だ」との物語を信じていれば、無謀な行動を起こさなくなるでしょう。

ところが、これらの法律は特殊な状況にしか対応できないため、日常的に使おうとしてもうまく働いてくれません。窃盗の罪を犯した人間に、商法の条文で罰を下そうとするようなものです。にもかかわらず、かつての成功体験を忘れられない脳は、昔ながらの法律をそのまま使い続け、そこに苦しみが生まれます。

「人間の定義を云うとほかに何にもない。ただ入《い》らざる事を捏造して自ら苦しんでいる者だと云えば、それで充分だ」

夏目漱石が『吾輩は猫である』の中で表現した通り、私たちの脳は常に入らざるルールを作り出し、それをあたかも現実であるかのように知覚させ、その結果、人類の悩みは続くことになるのです。この問題を解決するには、道元の教えに従って「自己をならう」しかないでしょう。

3 あなたの苦しみを左右する18の悪法

とはいえ、脳内の〝悪法〟を書き換えるのは難しい作業です。

先述の通り脳のサーチエンジンはとても優秀で、外界の異変を察知してから任意の条文を引き出すまでの間はたった1ミリ秒。すべての処理は全自動で行われ、いま自分がどのようなルールに従っているのかすら私たちには判断できません。

つまり、「自己をならう」には、まず初めにあなたが人生で構築してきた法体系の内実を学ぶ必要があります。あなたを操るルールブックの中身を掘り下げ、いったい自分がどのような規則に動かされているかを知るのが、正しく「自己をならう」最初の一歩なのです。

ただし、あなたの脳に書き込まれたルールの数は膨大なので、ひとつひとつをピックアップするわけにもいきません。まずは多くの人が苦しむ〝悪法〟の定番パターンを知り、自分に当てはまりそうなものを確かめるのが近道です。

その手段はいくつも存在しますが、多くの人が使いやすいのは、コロンビア大学の心理学者ジェフリー・ヤングらが考えたパターン分類でしょう（3）。

ヤング博士は、人間が精神を病んでしまうのは、私たちが人生で脳に溜め込んだ思考・感情・行動のパターンが機能不全を起こすからだと主張し、この発想をもとに「スキーマセラピー」という心理療法を作り上げました。俗に「第三世代の認知行動療法」と呼ばれるセラピーのひとつで、従来は対処が難しかったパーソナリティ障害や大鬱病の再発に効果を発揮してきました。

「スキーマセラピー」では、〝悪法〟のパターンを18種類に分類します。まずはざっと読み進めて、普段のあなたに当てはまりそうなものがないか考えてください（4）。

悪法 1 放棄

この悪法を持つ人は、家族・友人・恋人など親密な人たちに、どうしても全幅の信頼をおけません。そのせいで、「どうせ私は最後はひとりになるのだ」や「いまは親しげな人もすぐに消えてしまう」といった感覚につきまとわれます。幼少期に親から十分な世話をされなかったり、入院などの理由で長期にわたって養育者と離れた人に多い悪法です。

この悪法を持つ人は、いつも人間関係に不安を感じるせいで付き合い方が重く、そのせいで親しい人との仲が壊れるケースをよく見かけます。「自分はいつも捨てられる」との思いが強い人も多く、人間関係が生み出す不安に耐えられずにコミュニケーションを避けたり、自分から相手との仲を壊すことも珍しくありません。

親しい相手との関係にしがみつく。他人をコントロールしようとする。他者が離れていくのが不安で、自分の感情や欲求を隠す。見捨てられるのを恐れて、他の人といっさい関わらない。

このような行動が目立つ場合は、「放棄」の悪法を持っている可能性があります。

悪法 2 不信

「他人はこちらを騙すはずだ」「人は私に嘘をついたり、利用してくるはずだ」といったように、他者への不信を常に抱き続ける悪法です。

「いつも騙されるのは自分だ」「いつも損をしている」「ほとんどの人は自分のことしか考えていない」などの感覚が強く、簡単に心を開くことができません。

誰にも本音を明かさないため親密な関係を結べず、親切な人には「騙そうとしているのでは？」

読者特典

無《む》 MU
＝
（最高《さいこう》の状態《じょうたい》）

本書籍をご購入の方限定
無我を導く「自己観察瞑想」動画をプレゼント
（インストラクターによる誘導音声入り・約10分）

はじめてでも取り組みやすい誘導瞑想で
不安や自責から解放されましょう。

ご利用方法

1. 特典ページへ移動
（https://bit.ly/3j0UQEg）
2. リラックスできる環境で
動画を再生
3. 自己観察瞑想を実践する

※特典は予告なく終了する場合がございます。

CROSSMEDIA PUBLISHING

と不安になり自分から距離を置くこともあります。他者への警戒心が募り過ぎて、何もされていないのに相手を攻撃するケースも一般的です。

他人を避けて個人的なことを話そうとしない。いつも他人の心理を気にしている。常に他人の行動を警戒する。人の言葉を信じることができない。他人は自分を理解してくれないと感じる。こちらの情報を提供すると、他人に利用されると感じる。

このような心理と行動に心当たりがあれば、「不信」の悪法を持っている可能性があります。

悪法 3 剥奪

「自分が求める感情的なサポートを得られない」という感覚をもたらす悪法です。

「アドバイスを求められる人がいない」「精神的に支えられていると感じたことがない」などの気分にとらわれ、いつも「何かが欠けているような気がするが、何が欠けているのかわからない」といった気分がぬぐえません。もっとも一般的な悪法のひとつで、子ども時代に養育者から満足なケアを与えられなかった人に多く見られます。

自分の感情やニーズがよくわからない。家族や友人に過剰な愛情を向ける、または逆に親密な人間関係をあきらめてしまう。自分の気持ちを他の人と共有しない。誰かにとって自分が特別な存在だと感じたことがない。人生で支えになってくれた人はほとんどいない。

　このような行動や感覚にとらわれがちな人は、「剥奪」の悪法を持っている可能性があります。

悪法 4 欠陥

「自分には何か根本的な問題がある」「私は劣っている」という信念をもたらす悪法で、幼少期の虐待・放置・拒絶が原因で生まれる傾向があります。養育者から十分なケアを受けずに育ち、「自分に落ち度がある」や「何か悪いことをしたかもしれない」などの悪法がインストールされてしまった状態です。

　人と接する際に自意識過剰になりやすく、ミスをする度に深い恥の感情を抱きやすいのが特徴のひとつ。脳内に絶え間ない自己嫌悪や自己批判を生み出すため、あたかも自分が無価値になったかのような感覚を生みます。

　批判や拒絶に過敏に反応する。いつも批判的なパートナーを選んでしまう。ストレス解消のために食べ物やアルコールなどに逃げ込む。人に評価されそうな状況を避ける。自分のミスを知っている人との付き合いを避ける。物事を完璧にこなそうとする。親密なつながりを避けようとする。

こういった行動が多い人は、「欠陥」の悪法を持っている可能性があります。

悪法 5 孤立

「自分は周囲に溶け込めない」「いつもグループの外側にいる」「みんな私のことを変だと思っている」という感覚を与える悪法です。

幼少期に引っ越しが多かったり、外見や障害のせいでいじめられたり、経済状態や宗教などの理由で周囲の家庭と明らかに異なったりと、幼い頃の疎外体験が原因になるパターンがよく見られます。

他人を完全に避ける。自分からは人に話しかけない。集団の中でリラックスするためにアルコールや薬物を使う。閉じたコミュニティの中でだけ威勢がいい。他人の世話をし過ぎて疎まれる。

こういった行動が多い人は、「孤立」の悪法を持っている可能性があります。

悪法 6 無能

「私は日常の問題に対処できない」「自分が生きていくには他人が必要だ」といった感覚を生み出す悪法です。

この悪法を持つ人は「私は無能だ」と信じ込まされるため、いつまでも自分の判断が信用できません。幼少期に自分の意思で物事を決められなかった人に起きやすい傾向があります。

私には常識がないと感じる。問題の発生を過剰に心配する。人に助けやアドバイスを求めてばかりいる。重要な仕事を先延ばしにする。トラブルが起きたときにどうすれば良いのかわからない。自分の人生をコントロールできていないように感じる。

このような行動や感覚にとらわれがちな人は、「無能」の悪法を持っている可能性があります。

悪法 7 脆弱

「何か悪いことが起こるのではないか……」という恐怖を生み出す悪法です。「私は病気ではないか？」「地震ですべてを失うのではないか？」などの不安につきまとわれ、何のリスクがなくても、あらゆる場所に危険を見い出そうとします。心配性または過保護な両親のもとで育った場合に生じやすく、不安障害や鬱病の原因になる悪法です。

世界は危険な場所だと感じている。思考がハイスピードで駆け巡っているように感じる。世の中で起きた悪いことが気になる。全財産を失う心配が強い。思考をコントロールできないストレスで眠れない。健康に不安があるとインターネットで症状を調べ続けてしまう。安心するために、何度も他人に意見を求めてしまう。

このような行動や感覚にとらわれがちな人は、「脆弱」の悪法を持っている可能性があります。

悪法 8 未分

他者のニーズや感情にばかり目が行き、自らのことがおろそかになってしまう悪法です。

この悪法を持つ人は、他人が落ち込むと自分も落ち込み、相手が喜べば自分も喜び、相手の失敗にも自分が失敗したかのような感覚を抱きます。

本人の感情が常に他人の支配下に置かれるため、「人生が自分のものではないように感じる」「人生が空虚で満たされていない感覚が強い」といった問題を抱えやすく、両親や親友にも息苦しさを覚えることが珍しくありません。ナルシストな両親のもとで育った人によく見られる悪法です。

ひとりで過ごすのが苦手。両親やパートナーが不幸だと自分も不幸になる。空虚さを紛らわすために酒や刺激物を大量に摂取する。急に両親や親友に激怒することがある。

このような行動や感覚にとらわれがちな人は、「未分」の悪法を持っている可能性があります。

悪法 9 失敗

あなたの中に「私は仲間よりも失敗している」「自分の能力にまったく自信が持てない」といった感覚を生む悪法です。

キャリア、人間関係、金銭事情、生活全般など、人生のあらゆる分野について「私は失敗者だ」と深く感じてしまうため、絶望感や抑鬱感を抱きやすくなります。子どもの頃に親や周囲から努力を嘲笑された人や、何らかのチャレンジを批判された人に多い悪法です。

何かに挑戦することを避ける。仕事を先延ばしにする。自分を追い込んでワーカホリックになる。いまの人生が恥ずかしいと思う。まわりの人が自分より能力があるように感じる。

このような行動や感覚にとらわれがちな人は、「失敗」の悪法を持っている可能性があります。

悪法 10 尊大

この悪法を持つ人は、自分は他の人よりも優秀だと信じ、特別な権利を得る資格があると感じます。子ども時代に過剰に甘やかされた人に多い悪法です。

自分の欲求を満たすためだけに他人を支配するケースも多く、極度の競争心、利己的な行為、ルールの無視といった行動を取りやすいのが特徴です。ただし、一方では根本的な自信のなさや恥の感覚を抱いていることがあり、批判へ過度に反応する面もあります。

他人からの否定や拒絶を受け入れられない。社会のルールや制限に従うべきではないと思う。自分の間違いを認められない。いつも自分のことを第一に考える。何をすべきか指示されるのが我慢できない。他人から支配欲が強いと言われたことがある。

以上の条件に当てはまる人は、「尊大」の悪法を持っている可能性があります。この傾向が強い人は「私の身に起きた悪いことは他人のせいだ」と思いやすく、修正が難しい悪法のひとつです。

悪法 11 放縦

新しいアイデアや計画に夢中になっても、始めた途端に興味を失ってしまう。集中力を維持するのが難しく、すぐ別のことに意識が向いてしまう。そんな人に多いのが「放縦」の悪法です。

他の悪法と違って中核の信念や思考があるわけではなく、脳の前頭前野の働きが弱いせいで自制心がうまく発揮できないのが大きな原因のひとつ。前頭前野は感情の管理や計画の実行をつかさどる、脳のブレーキシステムとも呼ばれるエリアです。

この機能が低下する理由は複雑で、子どもの頃に忍耐を教えられなかったケースや、生後の数年で両親から育児放棄を受けたケース、幼少から青年期にかけて長期に渡ってストレスを体験したケースなど多岐にわたります。

飲酒・喫煙・過食などの自滅的な行動がやめられない。不快な感情を耐えるのが苦手。エネルギーがありすぎて生産的なことに使うのが難しいと感じる。後で後悔するような決断をすぐにしてしまう。

このような行動や感覚にとらわれがちな人は、「放縦」の悪法を持っている可能性があります。

悪法 12 服従

自分の意見を言うのが苦手で、怒りや悲しみを抱いても表に出さない。そんな傾向が強い人は「服従」の悪法に左右されているかもしれません。

ストレスが多い家庭で成長した人が抱きがちな悪法で、幼少期に「何も発言しないほうが安全だ」といった刷り込みを受けた可能性があります。自分の感情を溜め込むため、「他人に利用されている」や「私は見下されている」などの感覚が強く、他者とのつながりを求める気持ちが満たされません。

メンタルが傷ついても他人には言わない。争いや拒絶を避けるために他の人を喜ばせることが多い。相手の電話に出ない。他人を無視する。頼まれた仕事を中途半端に終わらせるなど、受動的な方法で他者を攻撃する。

このような行動が目立つ人は、「服従」の悪法を持っている可能性があります。

悪法 13 犠牲

「頼まれたことは断れない」「苦しんでいる人を見るのがつらい」「他人より自分を優先するのは利己的だ」といった感覚を生む悪法です。人助けや寛大な行動につながるため、表向きは良い法律のように思えますが、その裏側では自分の感情や幸福を犠牲にしているため、疲労感や空虚感、憤りが少しずつ蓄積されます。

情緒不安や依存症などを抱えた両親に育てられたり、子ども時代に兄弟や親の面倒をみなければならなかったりした人が抱きやすい悪法で、脳内に「自分よりも他人を優先しなければならない」という条文が書き込まれた状態です。

他人に助けやアドバイスを求められることが多い。親しい人に頼まれたら断れない。他人に与えるものが見返りよりも多い。人が苦労するよりも自分がやった方が楽だ。人助けのせいで疲れや消耗を感じる。自分のことは誰も助けてくれず、そのせいで過小評価されていると感じる。

このような行動や感覚にとらわれがちな人は、「犠牲」の悪法を持っている可能性があります。

悪法 14 承認

他人からの注目を過度に重んじる悪法です。

人に好かれたい気持ちは自然なものですが、この悪法を持つ人は、他人に好かれるための努力に時間とエネルギーを使い過ぎ、自分の感情や欲求を完全に無視してしまいます。

子どもの頃に人生の進路を親に左右されていた。親を喜ばせたときにだけ愛情や関心を得ることができた。世間体や他人の視線を重視する家庭で育った。そんな人に起こりがちな悪法です。

モチベーションが周囲の反応に左右されるため、好きでもない仕事をしたり、表面的な人間関係しか築けなかったり、「他人によく見えるから」という理由で趣味を始めたりしますが、いっこうに充実感を得られません。

人にどう思われているかが気になる。一緒にいる相手によって行動や話し方を変える。地位、外見、金銭、業績へのこだわりが強い。誰かを怒らせたのではないかと心配になる。自分の身体や髪型、服装、持ち物への執着が強い。他の人と一緒にいるときにリラックスできない。意見が違う人に感情的になりやすい。

以上の条件に当てはまる人は、「承認」の悪法を持っている可能性があります。

悪法 15 悲観

人生の否定的な側面にばかり目を向け、ポジティブな側面を無視する悪法です。「何か悪いことが起こるだろう」「たいていのことはうまくいかない」といった感覚につきまとわれ、心配と不安が頭から離れません。楽観的な人を見ると「現実を見ていない」と思いますが、一方ではうらやましい気持ちも抱きます。そのせいで脳が常にストレス反応を発し、体調を崩す人も少なくありません。

友人から悲観的だとよく言われる。人生の暗黒面についてよく考える。間違った選択をすると大惨事になりかねないので意思決定がとても難しい。人生の悲劇を避けるために、事前の計画を徹底する。がっかりしたくないので、いつも最悪の事態を想定する。

このような行動が目立つ人は、「悲観」の悪法を持っている可能性があります。

悪法 16 抑制

「感情を表現するのは恥ずかしい」「怒りを爆発させると、自分をコントロールできなくなるのではないか」などの悪法にとらわれ、行動と感情を抑えつけてしまうパターンです。他人からは理性的なように見られがちですが、その奥では自分の内面を知られるのを恐れ、生きている実感を持てません。幼少期に周囲から怒りや悲しみを笑われたり、両親から淡々とふるまうように育てられた人に起きやすい傾向があります。

他人から堅苦しいと思われている。他人の感情を知るのが苦手。弱みを表現できない。ポジティブな感情も抑えてしまう。合理性を過度に重視する。人前で自由に感情を表現できる人を見ると不快になる。

このような行動や感覚にとらわれがちな人は、「抑制」の悪法を持っている可能性があります。

悪法 17 完璧

批判を避けるために高い基準を設定し、それを満たす努力をしなければならない。そんな感覚をもたらす悪法です。

「完璧を目指さねば」「徹底的にやり込まなければ」といった思考のせいで常にプレッシャーを感じ、心が休まる時間がほとんどありません。絶え間ないストレスのせいで心臓系に負担がかかり、心疾患や免疫疾患に悩む人も見られます。

批判的な家庭で育った人に多い悪法で、がんばっても褒められない体験が積み重なったせいで、「自分はもっとうまくやれるはずだ」という感覚が脳に刷り込まれるパターンが定番です。

社会的には成功したのに満足感が得られない。いつも時間が足りないと感じる。気分転換が苦手で、酒やタバコの力を借りる。常に何かしなければならないと感じる。望んだ基準を達成できないと恥を感じる。

このような行動と感覚に心当たりがあれば、「完璧」の悪法を持っている可能性があります。

悪法 18 懲罰

「過ちを犯した人は厳しく罰せられるべきだ」という信念を生み出す悪法です。

基準を満たさない者に対して怒りや焦燥感を抱きやすく、間違った人を容赦なく責め立て、厳しい批判を展開します。批判の対象は自分にも向けられ、仕事でミスをすると激しい自責の念にとらわれ、自傷行為におよぶケースも一般的です。人間の不完全さを許せず、他人との関係もうまくいきません。

間違いを犯した人は責任を負って罰を受けるべきだ。悪いことをしたのに許された人を見ると腹が立つ。自分と他人を許すことができず、いつまでも恨みを持つ。他人が犯した間違いをつい考えてしまう。仕事がうまくいかないなら苦しみを感じるべきだと思う。他人からは批判的で判断力があると言われる。

このような行動や感覚にとらわれがちな人は、「懲罰」の悪法を持っている可能性があります。

4 悪法スコア・悪法日誌

どの悪法があなたにつきまとうのかは、幼少期の環境や現在までに味わってきた体験の数で決まります。その体験の多くは運に左右され、あなたの意思ではどうにもできません。

人生の中でひとつの悪法にとらわれるだけで済む人もいれば、複数の悪法に悩まされる人もいるでしょう。これらの悪法は日常的に起動し、あなたに怒りや悲しみを感じさせたり、世間を避けて引きこもらせたりといった不適応な行動を引き起こします。

外から押し付けられたルールに苦しめられるのは理不尽ですが、こればかりは誰を恨んでも仕方ありません。私たちにできるのは、自分の思考と感情がどの悪法に左右されているのかを見極め、粛々と対処することだけです。

果たして、あなたはいかなる悪法に悩まされているのか？　見えざる敵の正体をあぶり出すべく、いくつか実験をしてみましょう。

❶ 悪法スコア

どのような問題も、解決の前に「仮説」を立てねばなりません。事前に大まかな当たりをつけておかなければ、そもそもどこから手をつけていいのかがわかりません。

そこで、まず行うべきは「悪法スコア」です。

あなたを悩ます悪法を大ざっぱに推測し、暫定的な仮説を立てましょう。145ページからの悪法リストをあらためて読みつつ、「いつもの自分の行動や心理に当てはまりそうなものはどれだろうか？」と考え、次のシートに採点してください。「完全に当てはまる」と思うなら100点をつけ、「まったく当てはまらない」と思うなら0点をつけます。この時点では仮説を立てるのが目的なので、主観で採点していただいてかまいません。

右の列の「トリガー」には、それぞれの悪法があなたの中で発動しそうな状況や場面を考えて書き込みます。「ネットで批判されたとき」や「大勢の中で発言しなければならないとき」など、過去にネガティブな感情を抱いた体験を書いてみてください。すべてを書き終えると、あなたを悩ませる思考や感情の傾向がわかり、なんとなく重苦しさから解放されたような気分になるはずです。

ただし、「トリガー」を考える際、人によっては過去のトラウマ体験のせいで強烈な不安や怒りに飲み込まれることがあります。交通事故、暴力、離婚、いじめなど、耐えられないレベルの体験をお持ちの場合は、専門医の指導を受けつつ、事前に第3章の「セーフプレイスワーク」と「ソーシャルサポートワーク」で心理的な結界を張っておきましょう。

「悪法スコア」を書き終えたら仮説の立案は終了。続いて情報収集と仮説検証に移ります。

［悪法スコアリング］

	悪法	点数	トリガー
1	放棄	0	特になし
2	不信	5	偉い人と会話をしているとき?
3	剥奪	20	いつもぼんやり思っている気がする
4	欠陥	30	誰かに自分の意見を言わなきゃいけないとき
5	孤立	20	大勢の飲み会など
6	無能	0	特になし
7	脆弱	0	特になし
8	未分	0	特になし
9	失敗	25	毎日の仕事で感じている気がする
10	尊大	10	友人に指示されたときなど
11	放縦	15	自宅にお菓子がある場合
12	服従	90	上の人間からいじられたとき
13	犠牲	85	仕事の時に自分でやった方が良いと思いがち
14	承認	50	会話の中でミスをしたと思ったとき
15	悲観	10	旅行のときなど
16	抑制	30	ネガティブな感情がわき上がったとき
17	完璧	70	日常的に時間が足りない感覚がある
18	懲罰	0	特になし

❷ 悪法日誌

「悪法日誌」は、あなたが抱いた日々のネガティブ感情を記録し、それをもとに脳内にインストールされた悪法を推測していく手法です。172ページのフォーマットを使ってください。

ステップ① トリガー

あなたがネガティブな感情を抱いたときの原因や状況を書き込みます。

「給料が減った」や「友人と喧嘩をした」のような大きなストレスはもちろん、「カフェで店員が怒られていた」や「通りすがりの人に変な目で見られた」といったささいな出来事でも、あなたが嫌だと思った出来事なら何を書き込んでもかまいません。

ステップ② 感情

トリガーに対して抱いた感情を記入します。

感情の種類はひとつとは限らず、「怒り」「悲しい」「辛い」「不快」「不安」など、その出来事によって味わった感情をすべてリストアップしてください。

ステップ③ 思考／イメージ

トリガーに対して頭に浮かんだ思考やイメージを記入します。

「あいつが言うことは間違っている」「なぜ自分ばかり辛い目に遭うのか」といった思考や、「病気にかかった自分の映像」「友人に怒られる場面」のようなイメージなど、頭に浮かんだものを自由に記録しましょう。

最初の頃は「思考とイメージ」をうまく捉えられず、何も考えず反射的に行動したようにしか思えないかもしれません。これは、悪法が日常的なものになりすぎて、感情の裏にある思考とイメージが察知できない状態です。そんなときは、とりあえず次の「身体の反応」と「行動」だけを記録しつつ、「トリガーのあとで頭の中に特定の思考かイメージが浮かばなかっただろうか？」と考えてください。何度かくり返すうちに、詳しい思考とイメージをつかめるようになります。

ステップ④ 身体反応

トリガーに対して発生した生理的な変化を記入します。

「後頭部が重くなった」「心臓の動きが速くなった」「腹が縮むような緊張感」といったように、肉体の変化を思い出して書き込んでください。

ステップ⑤ 悪法の推定

①〜④までの書き込みを振り返り、「このような感情・思考・行動をもたらした悪法は何だろうか？」と考えて、思いついた答えを記入します。

慣れないと明確な悪法を思いつけないでしょうが、最初のうちは自信がなくてもかまわないので、当てはまりそうな悪法をいくつかピックアップしてみてください。日誌をつける回数が増えるごとに、悪法を特定する精度は上がります。

ステップ⑥ 悪法の起源

先に想定した悪法が、あなたの頭にインストールされた理由を記入します。「子どもの頃に弟の世話ばかりさせられたのが原因かもしれない」「10歳の頃に引っ越しばかりして寂しい思いをしたから？」といったように、思い当たる理由を自由に書き出しましょう。

仮説を立てるのが目的なので、ここで正解を導き出す必要はありません。人生を振り返って考えてみるだけでも、十分なトレーニングになります。

ステップ⑦ 悪法の機能

ステップ⑥で想定した悪法が、過去の自分にどのように役立っていたのかを考えて記入します。くり返しになりますが、いまはあなたを悩ませる悪法も、もとは我が身を守るために生まれたものです。

「子どもの頃に弟の世話を強制されたので、『自分を犠牲にするのが良いことだ』という考え方で慰めたのかもしれない」「親戚が喧嘩ばかりしていたので、徹底的に良い人になって身を守ろうとしたのかもしれない」といったように、過去の人生で悪法が果たした機能を考えてみましょう。この作業を行うことで、あなたの中に「悪法は思考の機能不全に過ぎない」といった感覚が生まれ、ネガティブな感情に対処しやすくなります。

ステップ⑧ 現実思考

ステップ③の「思考／イメージ」に対して、「より現実的な思考とイメージはどのようなものか？」を考えて記入します。

たとえば、あなたが上司から急に呼び出されて「昨日のミスで怒られるに違いない……」といった思考を浮かべたとしましょう。緊張でみぞおちに不快さが広がり、緊張が身体から離れないような状況です。

言うまでもなく、この思考は現実に基づきません。現時点では「上司から呼び出された」と「昨日ミスがあった」という事実だけが現実であり、残りの思考はただの推測でしかないからです。そこで、この思考をより現実的なものに書き換えると、次のようになるでしょう。

「昨日ミスをしたのは事実だが、そこまで大きいものでもないので怒られる確率は60％ぐらいだろう。もし怒られたとしても、こちらの人格を否定されるような言葉まで我慢する必要はない」

同じように、あなたの思考やイメージも、推測に基づかない正しい内容に書き換えてください。

もう少し事例を見てみましょう。

・「会話で失言をして友人に嫌われた」→「実際に友人がどこまで嫌がったかはわからないし、少なくとも完全に嫌われたとは考えにくい」
・「いつも他人に邪魔されて自分が割を食っている」→「考えてみれば邪魔をするのは親ばかりで、友人は私を助けてくれた。自分が損をすることもあるが、助けを得た場面も少なくない」

ここでありがちな間違いが、悪法を強引にポジティブに変換してしまうパターンです。友人への失言について「彼は何も気にしていないはずだ」とねじまげ、重大な仕事のミスを「すぐにリカバーできる」などと書き換えるのは逃避でしかありません。必ず現実にあり得るレベルの思考にとどめてください。もし「現実思考」がうまく思い浮かばないようであれば、次の質問を自分に投げてみましょう。

・この思考に反論するとしたら、何が言えるだろうか？
・この思考が正しいと言える根拠は、どこにあるだろうか？
・過去に思考から外れた経験をしたことがなかっただろうか？

ちなみに、ステップ③で明確な「思考／イメージ」をつかめなかったときは、ステップ⑥で想定した悪法に対して「現実的な反論はないか？」「悪法が正しい根拠は？」と考えてみてください。そのくり返しで「思考／イメージ」を把握するスキルが成長するはずです。

ステップ⑨ 代理行動

ここまでの作業をもとに「より現実にもとづいた効果的な行動は何だろう？」と考えて、「代理行動」を記入します。

たとえば、あなたが「上司に仕事のミスを罵倒されて耐えた」という状況では、次の行動が考えられるでしょう。

「ミスをしっかり謝って再発を防ぐ解決策を提示する。もし向こうが人格まで否定してきたらその場を立ち去っても良いし、相手の非礼に抗議をしても良い」

「そんな理想の行動を取れるだろうか？」と思う人もいるでしょうが、代理行動を実行できるかどうかは問題になりません。このステップの真価は、あなたの脳に「別の現実もあり得るのだ」という事実を教え込むところにあります。頭の奥から「これが唯一の真実だ」とささやく悪法に、他にも無数の可能性が存在することを教え込むわけです。

悪法日誌の書き方は以上です。

記録を取るタイミングは「ネガティブな感情を抱いた直後」でも「ネガティブな感情を抱いた

日の夜」でもかまいません。これといって書くことがなければ、「1年前に起きた忘れられない嫌な体験」を対象にするのも有効です。

「悪法も法なり」とは言うものの、あなたを破滅に導くルールの言いなりになる必要はありません。そもそも悪法とは生まれ育った環境や体験に植え付けられたものであり、自分の力ではどうすることもできない存在です。何の責任もないものに振り回されるほど、馬鹿らしいことはないでしょう。

今後何かネガティブな感情に襲われたり、周囲を不幸にする行動を取ったりしたときは、「私はいま悪法に動かされていないか？」「悪法に従う以外の反応はできないか？」と考えてみてください。そのくり返しにより、あなたは少しずつ「自己をならう」ようになっていきます。

［悪法日誌］

現状の識別	
トリガー	上司から呼び出されて、 仕事のミスを長々と叱られた
感情	焦り50%、怒り20%、恥30%
思考／イメージ	またやってしまった……。 でも、こんなに厳しく言われるほどのミスでもないだろう。 他の人が同じミスをしてもこんなに怒られないのでは……
身体反応	奥歯を噛み締める。腹が緊張で硬くなる
対処行動	その場は「すいません」を連呼してやり過ごした。 自宅に帰ってから頭の中で上司に言い返す自分の姿を妄想
悪法の識別	
想定される悪法	犠牲がメインかな？ 服従もちょっとある気がする
悪法の起源	父親が何かと横暴な指示で自分に従わせるような人で、 自分が陽気なキャラを演じることで、 家族をなごませようとしていたのが原因な気がする……
悪法の機能	自分の欲求を表に出さずにいることで、 父親の機嫌を損ねずに済んでいた。 おかげで家族の表面的な仲の良さが保たれていた
現実の識別	
現実思考	昨日ミスをしたのは事実だが、そこまで大きいものでもないので怒られる確率は60%ぐらいだろう。もし怒られたとしても、 こちらの人格を否定されるような言葉まで我慢する必要はない
代理行動	ミスをしっかり謝った上で、再発を防ぐための解決策を提示する。 もし向こうが人格まで否定してきたら、私はその場を 立ち去ってもいいし、または相手の非礼に抗議をしてもいい

第 5 章

降伏

LETTING GO

1 なぜピダハンは世界で最も幸福なのか？

世界で最も幸福な部族——。

言語学者のダニエル・エヴェレットは、ピダハン族のことをそう呼びました。

ピダハン族はアマゾンの熱帯雨林で暮らす狩猟採集民です。いまもジャングルの中で狩りや釣りを行い、原始時代に近いライフスタイルを維持しています。

彼らの存在が科学界で注目を集め始めたのは2008年のこと。エヴェレットがアマゾンの奥地で1977年から30年に及ぶフィールドワークを行い、その成果を1冊にまとめたのがきっかけでした（1）。エヴェレットの発見は多岐に渡り、言語の独自性や狩猟採集社会に特有の思考法など興味深いトピックに事欠きませんが、中でも特筆すべきはピダハン族の精神的な健康さです。

言うまでもなく、ピダハン族にはカウンセラーも心理学者もおらず、向精神薬を飲むこともできません。にもかかわらず、部族の中に自殺、不安障害、鬱病といったメンタルの問題はほぼ存在せず、怒りや落胆といった一般的なネガティブ感情すらほとんど見かけなかったというから驚きです。

エヴェレットは言います。

「先進国の暮らしはピダハン族よりずっと楽だ。それでも、私は普段の生活で気が狂いそうになることがたくさんあるのに、彼らにそのような兆候はない」

事実、ピダハン族の生活はプレッシャーに溢れています。毒を持つ爬虫類や虫に襲われ、治療手段のない伝染病に怯え、土地に侵入したよそ者から暴力を振るわれることも珍しくありません。そんな暮らしのなかでピダハン族は、いかにして先進国でも見られないレベルの幸福を手に入れているのでしょうか？

ピダハン族の謎を探る前に、おさらいしておきましょう。

4章で私たちは、脳内に埋め込まれた〝悪法〟が、人間を不適応な行動に導くメカニズムを見ました。すべての悩み、苦しみから解放されるためには、まずは頭の奥でうごめく〝悪法〟の正体を知るのが先決。時間はかかるものの、「自己をならう」トレーニングをくり返せば、必ず苦しみの源泉に近づけます。

ただし、本当に難しいのはここからです。いざ〝悪法〟の当たりをつけた後で、私たちは何をすれば良いのでしょう？

多くの人は、ここで次のような願望を抱くでしょう。

なんらかの心理テクニックで脳内の条文を消し去れないだろうか？　または特定のメンタルトレーニングで〝悪法〟の内容を上書きできないものか？

足枷の存在に気づけば、すぐに外したくなるのは当たり前の話。〝悪法〟の副作用からすぐに抜け出し、新たな人生を歩みたくなるのが人情でしょう。

しかし本書では、これらの発想を避けて迂回ルートを選びます。

〝悪法〟に真正面から立ち向かうのではなく、合気道よろしく敵の攻撃をさばきながら、最後には相手を無力化に誘い込む。そんな、第三の道です。

違和感を覚えた人もいるかもしれません。癌細胞が見つかれば切除するものですし、暮らしを脅かす犯罪者は捕まえるのが当たり前です。私たちを苦しませる〝悪法〟も、同じように取り除いてしかるべきでしょう。

ところが残念ながら、精神機能においては、必ずしも同じ考え方が通用するとは限りません。私たちが抱く「苦しみ」は、抵抗すればするほど逆に威力を増す性質を持っているからです。

2

苦しみ＝痛み×抵抗

抵抗が問題を生む。

この発想は古くから存在し、中国の老子は紀元前300年ごろに「人生は自然に起こる変化と自ら起こす変化のくり返しである。それに抵抗すれば不幸を生むだけだ」と指摘。インドのヨガ指導者シュリ・チンモイは「降伏とは混乱から平和への旅だ」と語り、自己の感情に抵抗しない態度を強調しました。

西洋でも事情は変わらず、マーク・トウェインは「人は自らの承諾なしに快適ではいられない」と記し、神話学者のジョーゼフ・キャンベルも「私たちは計画した人生をあきらめる意志を持たねばならない」との言葉を残しています。

もっとも、心理学の世界で「抵抗」の問題が取りざたされるようになったのは、ごく最近のことです。

2014年、ブリティッシュコロンビア大学などのチームが、興味深い実験を行いました。これは健康な女性を対象にしたテストで、チームは全員に高負荷のサイクルトレーニングを指示。その際に半分の参加者にだけ「不快な感情をできるだけ受け入れるようにしてください」とアドバイスしました（2）。トレーニング中の辛さに「この痛みがなくなれば良いのに」と願ったり、「思ったよりも苦しくない」と自分を偽ったりするのではなく、「運動の不快感は避けられないものだ」と認め、ネガティブな感情を迎え入れさせたわけです。

結果、不快を受け入れた参加者は「苦しみ」の認知が大きく変わり、運動の辛さに抵抗したグループと比べて主観的な辛さが55％も低下し、疲れて動けなくなるまでの時間が15％増加しました。この結果をもとに、チームは「不快を受け入れること」の効果を強調しています。

近年も複数の研究が抵抗の問題点を主張しており、苦しみに歯向かった者ほど心拍数や不整脈が起きやすい事例や、電気ショックのストレスに弱くなったケースが報告されており、その重要性はますます高まりつつあります（3、4）。

抵抗が苦しみを生む事例は、日常にいくらでも存在します。

たとえば、山に登れば誰でも足や背中の痛みを経験しますが、「苦しみ」まで抱く人はほとんどいません。登山者はみな「この困難を選んだのは自分だ」との認識があるため、山歩きの痛みに抵抗しないからです。一方で誰かに登山を強制されたら事態は変わり、「なぜ自分がこんな辛い目に……」といった現状否定の思考が頭をめぐり始めるでしょう。

予防接種にも似たメカニズムが働いており、大人が注射をさほど苦にしないのは、私たちがワクチンの重要性を認めているのが原因です。「この痛みは受け入れるしかない」という認識が脳の抵抗をやわらげるため、それ以上の苦痛は生まれません。

ところがワクチンの価値を理解しない子どもにとって注射は理不尽な痛みでしかなく、自ずと抵抗の姿勢が生まれます。その結果、いよいよ注射への「苦しみ」は深まっていくのです。

さらに多くの人が陥りやすい「抵抗」の典型例には、次のようなものがあります。

・**怒り狂う**：自己イメージの崩壊や失敗の恥を認められず、否定の感情が外部への怒りに変わるパターンです。他者からの批判に過度に攻撃的になり、周囲に怒鳴り散らしたり、嘲笑したりといった人の存在には誰でも心当たりがあるでしょう。

・**引きこもる**：こちらの恥ずかしい姿を知る相手との関係を避け、自分の部屋に引きこもるタイプの抵抗です。しかし、いくら外部との関わりを絶っても、今度は脳に浮かぶ他者のイメージに悩まされるため、いつまでも問題は解決されません。

・**メタに身を置く**：内面の焦りと不安を押し殺し、あたかもトラブルの一段上にいるかのように振る舞うケースもよくあります。自分のミスでプレゼンに失敗したのに、「みんなに問題意識の共有がなかったね」と他人事のようなコメントをするのが典型的な反応です。

・**見栄を張る**：心の中のネガティブ感情を見せたくないあまり、他人に過去の成功を自慢したり、金や権力を誇示したりといった反応を見せるのもありがちな抵抗の例です。

・頑張りすぎる：「自分は無価値だ」や「私は何もできない」という感覚を押さえつけるために、限界を超えたハードワークを続けるパターンです。このタイプの人は、成果を上げても内面が焦りと疲労に支配されており、周囲からは成功者に見えても本人は充実感を得られません。

・刺激に頼る：脳内のネガティブ思考から逃げようとして、酒やタバコなどの嗜好品に依存したり、ジャンクフードで気持ちを紛らわせたり、激しい運動で気分を高めたりと、何らかの刺激でごまかそうとするのも抵抗の一種です。その結果、アルコール依存、過食、拒食、燃え尽き症候群などにはまりやすくなります。

どのパターンでも不幸を紛らわせる効果は長続きせず、それどころか事態の悪化をまねきます。いずれの抵抗も現実から目を背け続けている点は変わらず、それゆえに本質的な問題が解決されないからです。

この苦しみのメカニズムを、仏教研究者のシンゼン・ヤングは次の式で表しました（5）。

・苦しみ＝痛み×抵抗

第1章でも見た通り、私たちが人生で出くわす〝一の矢〟（痛み）は誰にも避けられません。そこに「現実への抵抗」という行為が加わることで、〝二の矢〟（苦しみ）が生まれるわけです。ならば私たちが取れる対策はひとつしかありません。すなわち、現実に対して積極的に「降伏」するのです。

3

抵抗する人と降伏する人の違いとは？

現実に降伏せよ。

そう言われて、すんなり納得できる人は少ないかもしれません。そもそも痛みへの抵抗は生物にとって当然の反応であり、これがなければ原始の厳しい環境を生き抜けなかったでしょう。つまり現実への降伏とは、生物の標準プログラムに反する不自然な行為だと考えられるわけです。

さらに言えば、いまの社会には「人生を変えよ」や「好きに生きよ」といったスローガンが溢れ、私たちは折に触れて障害への抵抗をうながされます。そんな状況で降伏の利点を認識するのは困難です。

そこで、もう少し降伏の考え方を掘り下げてみましょう。

たとえば、あなたが激しい頭痛に悩まされたとします。急性の頭痛が予告なしに襲いかかり、その度に脳天を激しい苦痛が貫くような場面において、抵抗する人と降伏する人はどのように違うのでしょうか？

まず、外側から見た反応には目立った差はありません。頭痛薬を飲み、ストレッチやマッサージなどの対処を行う点は、抵抗する人も降伏する人も同じです。

ところが、内面については両者の反応は大きく異なります。抵抗する人は「痛みは消さねばならない」または「たいした痛みではない」と考え、治療の効果にも過度な期待を抱きます。そのため、もし痛みが満足に減らなかった場合は強い怒りや落胆を覚え、必要以上のストレス反応が起きるでしょう。

他方で、降伏する人は「治療には効果が出ないこともある」と思っており、予想より痛みが改善しなくても動揺せず、自分を責めることもありません。「いまの痛みはこれぐらいのレベルだ」とただ現実を見つめ、その上で心に波風を立たせないまま別の対策を探し始めます。苦しみから逃げるのではなく、隠そうとするのでもなく、ただ痛みのレベルを適切に見積もり、できる限りの対処を行うわけです。

つまり「痛みへの降伏」とは痛みを楽しむこととは違いますし、痛みに感謝するわけでもなく、「自ら痛みを求めよ」や「痛みをただ受け入れよ」などと言いたいわけでもありません。本書で言う〝降伏〟は、あなたが直面している現実を認め、それに正面から向き合うことを意味します。降伏と言われると受け身な印象が強いですが、実際にはどこまでも積極的な選択だと言えるでしょう。

現実への降伏がうまい人は、次の物事へ積極的に白旗を上げる姿勢を持っています。

❶反芻思考

すでに第1章で見た通り、反芻思考とは、望んでもいないのに頭の中に浮かび上がり、あなたを悩ませてくる思考のことです。

病気になるのではないか。お金が足りなくなるかもしれない。あいつは最低な人間だ。

こんな思考が脳内を巡り続けるようなら、それは反芻思考です。思わず抵抗したくなりますが、反芻思考を押さえつけようとするのは、蟻地獄にはまりにいくようなもの。降伏の精神を思い出して、静かに思考を見つめた方が苦しみは起きづらくなります(6)。

❷身体イメージ

身体イメージは、「あなたが自分の外見をどう思っているか?」を意味する言葉です。

近年はネガティブな身体イメージと鬱病の関係を示すデータが多く、20代の女性を中心にした研究などでは、自分の肉体の不完全さを認められない人ほど日々のトラブルに弱く、食生活の乱れが目立つ傾向がありました。自分の顔を嫌ったり、腹まわりの脂肪を不快に思ったりと、我が身に否定的な印象ばかり抱いていたら人生の満足度が下がるのは当然でしょう。特に現代社会では、メディアやＳＮＳに「理想的な肉体」や「美男美女」のイメージが溢れ返り、どうしても身体イメージが下がりやすい傾向があります。自分の肉体の不完全さにも、積極的に降伏しなければなりません。

❸ 失敗の記憶

過去の失敗もまた積極的に降伏すべき対象のひとつです。失敗の反省は良いことのようですが、ノースイースタン大学などの調査では、過去の過ちを何度も省みる人ほど自己破壊的な行動が増え、アルコール依存や過食に走りやすい事実があきらかにされています（7）。おそらく失敗の記憶が脳に慢性的なストレスをあたえ、現実逃避のモチベーションを高めるのでしょう。この問題を解決するには、過去の失敗が変えられないことをアクティブに認めるしかありません。

❹自分の性格

「もっと自信があれば」や「もっと前向きな性格だったら」などと思う人は多いでしょう。特に先進国ほどポジティブな性格がもてはやされやすく、内向的な人や神経質な人ほど自分を責めがちです。

が、残念ながら、生まれ持った性格はなかなか変えづらいものです。複数の遺伝研究によれば性格の約半分は遺伝で決まり、残りの半分も環境の変化に大きく左右されます。後天的な修正が不可能とは言わないものの、遺伝の力に歯向かうよりも生来の性格にはいさぎよく従うほうが生産的です。

❺自分の感情

痛みへの降伏でもっとも重要かつ難しいのがネガティブな感情の取り扱いです。怒りや不安などの感情は脳を乗っ取る働きが強く、いったん飲み込まれれば容易に降伏できません。しかし、トロント大学が被験者にストレス日記をつけさせたテストでも、自分のネガティブ感情に抵抗せず放置できる人ほど抑鬱の症状と不安感が減り、人生の満足度が向上しやすかったとのこと（8）。荒れ狂う感情をそのままに放置できれば、それ以上の苦しみは発生しづらくなります。

4 メタファーで抵抗のメカニズムを理解する

降伏の実践に移りましょう。降伏のスキルを伸ばすのに最も手軽なのは、メタファーを使う方法です。要するに「たとえ話」を使って、抵抗が痛みを増大させる仕組みをイメージでつかむわけです。

「たとえ話」と聞くと安易に思うかもしれませんが、実は多くのセラピーでも使われる基本的なテクニックのひとつで、メタファーを理解した患者は、その直後から「降伏」の能力が上がることが複数の研究で示されています（9）。私たちの脳は論理よりもイメージを好むため、理詰めで精神の働きを説かれるよりも、メタファーのほうが腑に落ちやすいからです。

それでは、降伏の理解に役立つ代表的なメタファーを見てみましょう。頭で理解しようとはせず、ただイメージを頭に浮かべながらリラックスして読み進めてください。

弾丸のメタファー

「辛い感情や思考」を、弾丸のようなものと考えてください。仕事に失敗したとき、愛する人を失ったとき、未来の不安に襲われたときなど、感情の弾丸は私たちの心臓めがけて瞬時に発射されます。このとき、あなたがレンガの壁を作って弾丸を防ごうとしたらどうなるでしょうか？　一発目の弾丸でレンガは壊れ、最初の一撃は避けられても、二発目、三発目の弾丸には無防備になります。

それでは鉄の壁で弾丸を跳ね返せば良いのかと言えば、これもまたうまくいきません。弾丸の直撃こそまぬがれるものの、次の弾丸を避けるためには壁の陰に隠れ続けねばならず、ただ防戦だけの人生に陥ってしまうからです。それでは生きる喜びそのものが失われてしまうでしょう。

しかし、ここで壁ではなく海に向けて弾を発射したらどうでしょう？　水を貫いた弾丸はゆっくりエネルギーを失い、やがて海底に沈んでなんの影響もおよぼさなくなるはず。弾丸の痛みは無効化され、それ以上の苦しみも発生しません。

ビーチボールのメタファー

空気でふくらませたビーチボールを持って、プールに入ったところを想像してください。自分の思考や感情に真正面から立ち向かうのは、このビーチボールを水の中に沈めようとするようなものです。力を込めるほどボールは水面に浮かび上がろうと力を増すでしょう。そんな無意味なことをするよりは、ビーチボールはそのままにしておき、水や太陽の感覚を楽しむほうが有意義なはずです。

牧草地のメタファー

言うことを聞かない牛を牧草地で飼っているとしましょう。このとき、牛を狭いフェンスで閉じ込めてしまうと、牛は自由を求めて暴れ出すはず。そのせいで、逆に被害が大きくなってしまいます。ここで本当にすべきは、牛に十分なサイズの牧草地をあたえて、どれだけ自由に動き回っても問題が起きないようにしてやることです。「降伏」とは、このように牧草地のサイズを大きくしてやる行為に似ています。牛が言うことを聞かないのは同じですが、少なくとも問題にはなりません。

庭掃除のメタファー

いくらきれいに庭を掃除しても、時間が経てば再び落ち葉や泥で汚れます。それに対して、「この前掃除したばかりなのに」や「ずっときれいなままだったら良いのに」などと考えても庭は汚れたままです。あなたの精神も同じようなもの。いくら一時的にすっきりしようが、何もしなければやがて思考や感情のゴミが溜まり続けていきます。そこであなたにできるのは、庭を掃除し続けることだけ。いくら汚れを批判しても状況は変わりません。ただ掃除を続けるしかないのです。

地図作りのメタファー

あなたは地図の制作者です。地図をつくる人は、その地域の地形や街路を念入りに調べますが、決して批判をはさみません。「この川がもっと右に曲がってたら良いのに」や「このビルがなければすっきりするのに」などと叫びながら地図を作る人はいないでしょう。役に立つ地図を作るには、ただ情報を正しく観察するのが大事です。

ところが私たちの精神については、多くの人が、間違った地図作りと同じことをしています。あたえられた情報をただ観察すれば良いのに、自分の理想の地形を思い描いて文句を言うのです。

以上5つのメタファーは、人によってしっくりくるものが違うでしょう。自分が好きなものを選んで定期的に思い浮かべてみてください。それだけでも、「降伏」の考え方が少しずつ脳に染み込んでいくはずです。

5 科学者の視線で「抵抗」を分析する

頭で降伏の考え方を押さえたところで、今度は肉体でもくわしい感覚を学んでおきましょう。取り上げるのは心理学者のクリスティン・ネフが開発した「アイスキューブ・チャレンジ」で、抵抗の感覚を肌で理解するために使われます（10）。

具体的には、次のステップで実践してください。

❶**氷を持つ**：冷凍庫から氷を1つか2つ取り出して手のひらに持ちます。そのまま手を握り氷を3分間持ち続けましょう。

❷**思考の抵抗に気づく**：だいたい1分もすると「少しずつ痛くなってきた」や「こんなことをして何になる？」といった思考が浮かび上がってきます。まずは、その思考の存在に意識を向けてみてください。どんどん氷を手放したくなってきたでしょうか？　手が痛んだら氷を放すしかないと思うかもしれませんが、実際には、私たちには別の選択肢も用意されています。「氷を放したい」という思考は、いまの瞬間だけ心に浮かんだ脳内のフレーズにすぎないため、そのまま放っておいて何の行動もしないというチョイスもあり得るからです。まずは、あなたの内面に浮かぶ「思考の抵抗」を、ただ観察してみましょう。

❸**身体の抵抗に気づく**：続いて、氷の痛みがもたらす身体的な感覚に意識を向けていきます。手のひらはどれぐらい冷たいのか？　具体的に手のひらのどの部分が冷たいのか？　そもそも〝冷たい〟とはどのような感覚なのか？　ジンジンする感じなのか？　ヒリヒリする

のか？　刺すような痛みなのか？　たんに「痛い」や「冷たい」などの感想で済ませず、自分の身体に何が起こっているかを観察してみましょう。

❹**感情の抵抗に気づく**：さらに氷を持ち続けながら、今度は感情の変化に目を向けていきます。恐怖、焦り、不安などのネガティブな感情が出てきていないかをチェックしてみましょう。いままでのステップと同じように、ネガティブな感情を、単なる心の動きとして観察してください。

❺**氷を解放する**：以上のステップを行って2分が過ぎたら氷を手放してください。最後に、このエクササイズでどんなことに気づいたかをチェックしましょう。氷を握っているあいだに脳内に浮かぶ抵抗の感覚に気づけただろうか？　その抵抗にあなたはどんな対処をしたくなっただろうか？　抵抗したい感情をそのままにして氷を握り続けることは可能だっただろうか？　これらの質問について考えてみてください。

「アイスキューブ・チャレンジ」のポイントは、氷がもたらす痛みに対して、自分の脳がどのような反応を起こすのかを観察するところです。反応のパターンは個人によって異なり、激しい不安がわく人、なぜか怒りの感情を抱く人、「大したことではない」と自分に言い聞かせる人、「こんなことに意味があるのか？」と困惑する人など、「抵抗」のバリエーションは多岐にわたります。

ここで最も大事なのは、あなたの内面にわく「抵抗」の反応を、科学者のような態度で観察することです。優秀な科学者は、「この電気抵抗は良いことか？　それとも悪いことか？」などと主観的な判断をしません。電気の流れをただ冷静に見つめ続け、どのような条件で抵抗率が上がるのかを見極めるだけです。

あなたも自分が科学者になったつもりで、ただ自己がどのような「抵抗」を起こすかを眺めてみてください。いったんこの感覚が身につけば、失敗、別れ、病気、不安、自己批判といった人生のあらゆる痛みに応用できるようになります。

6 ワークシートで降伏のスキルを高める

続いて日々のトレーニングに移りましょう。これから取り上げる手法は、ACTやDBTといった心理療法で使われるツールを降伏スキルの育成用にまとめ直したものです。ここまで見てきた降伏の考え方をおさらいしつつ取り組んでみてください。

ステップ① 結界を張る

「降伏」のスキルを身につける過程では、どうしても不快感や心の痛みに向き合う必要が出てきます。そこで、まずは第3章で見たテクニックから好きなものを選び、ワークを行う前に心理的な結界を張っておきましょう。これといった方法を選べないときは、とりあえずセーフプレイスワーク（126ページ）を試すのがおすすめです。

ステップ② 降伏ワークシート

続いて次ページの「降伏ワークシート」を使ってトレーニングを進めていきます。各項目には次のように記入してください。

・問題の把握

まずは「問題の把握」のエリアに、いまあなたが問題だと感じていること、あるいは過去に苦痛を覚えた状況を書き込みましょう。「応募した仕事に落ちた」のような大きい事件はもちろん、「買い物の列に割り込まれた」といった小さなトラブルでも構いません。あなたがネガティブな感情を抱いた出来事を自由に思い出してください。

これといった苦痛を思いつけないときは、自身の苦痛に対してメンタルが麻痺している可能性もあります。そんなときは、前章の「悪法日誌」をしばらく実践し、自分がストレスを感じる状況に、特定のパターンや偏りがないかを確かめると良いでしょう。また、可能であれば、その問題の根底に横たわる「悪法」の種類も想定して、書き込んでおいてください。

［降伏ワークシートの例］

抵抗の確認ブロック	
問題の把握	仕事が好きになれず、「無駄な時間を過ごしているのでは?」と不安や焦りを感じる
抵抗行動の特定	不安を感じたら仕事終わりに酒を飲む。 とりあえず仕事にのめり込んで不安を忘れるようにする
抵抗の結果	酒で不安が紛れてそのまま寝落ちした。 翌日にはまた同じ考えが浮かんだ
抵抗の長所	・不安をまぎらわせることはできる ・仕事をたくさんこなすことができる
抵抗の短所	・完全に不安が消えるわけではない ・酒のせいで睡眠が浅くなる ・仕事はこなせたが、焦りのせいでミスが多い ・不安の解消効果が長続きせず、すぐにぶり返す
悪法の推定	「無能」の悪法があるから、時間の無駄が怖いのかも?
降伏の実戦ブロック	
降伏の対象	「無駄な時間を過ごしているのでは?」という思考
権内と権外の識別	**権外：** ・「無駄な時間を過ごしているのでは?」という思考 ・思考のせいで不安と焦りが生まれること ・「仕事を好きになれない」という感覚の発生 ・酒を飲みたくなる感覚の発生 **権内：** ・「無駄な時間を過ごしているのでは?」という思考に巻き込まれないでいること ・「仕事を好きになれない」原因について考えて対策を立てること ・酒以外のもっと効果的な方法を探すこと
抵抗の観察	仕事が進まないとき、経費の精算をしているとき、 クライアントの反応がわからないときなどに、 「無駄な時間を過ごしているのでは?」という思考が湧きやすい。 そのあとすぐに不安が8割、焦りが2割ぐらい出てきて、 なにもやる気が無くなったり、 スマホのゲームをプレイし続けたりする。 帰宅したら酒を飲んでネットをすることも多くなる
権内への対応	問題解決に役立ちそうなアイデアを、 どんなにくだらないと思われるものでも。 できるだけたくさん書き出してください
行動	決断し、行動する。あなたが何をするのかを説明する。 自分の決断を説明する

・抵抗反応の特定

「抵抗反応の特定」には、あなたが苦痛を覚えた結果、どのような行動や対処をしたのかを記入します。180〜181ページの「抵抗の典型例」を見つつ、その苦痛にどのような反応をしたかを考えましょう。「酒を飲んだ」や「友人に愚痴を言った」といった具体的な行動だけでなく、「ただ感情を抑えた」のような内面の反応も忘れずに書き出してください。

・抵抗の結果

先に書いた「抵抗反応」を行った後に、どのような結果が起きたかを記入します。「酒を飲んでそのまま寝た」や「感情を抑えつけたら苛立ちが続いた」といったように、抵抗によってあなたの内と外に何が起きたかを書いてください。

・抵抗の長所

あなたが行った「抵抗反応」の良いところを考えて、思いつくだけ書き出します。「酒で不安が少し減る」「気持ちを抑制すれば激しい感情を避けられる」など、抵抗反応のメリットを可能な限り考えましょう。

・抵抗の短所

あなたが行った「抵抗反応」の悪いところを考えて、思いつくだけ書き出します。「酒のせいで睡眠が浅くなる」「不安の解消効果が長く持続しない」など、抵抗反応のデメリットを挙げてみましょう。

・権外と権内の識別

続いて「権外」と「権内」の区別をしましょう。聞き慣れない言葉かもしれませんが、権外は自分の力ではコントロールできないこと、権内は自分の力でコントロールできることを意味します。

たとえば、ストレスに反応して発生する不安や恐怖などは権外に分類されます。第1章で見たようにネガティブな感情は人類の基本システムなので、外界の脅威に応じて発動するのは止められないからです。

しかし、ここでネガティブな感情に負けて苦しみを深めるか、それとも不安と恐怖を受け入れてなすべきことをなすかは、あなたのコントロールにゆだねられています。つまり、感情と思考に自分の行動を左右されるかどうかは権内に分類されるわけです。権外の現象に刃向かっても実りはなく、権内にだけ力を注ぐべきなのは自明でしょう。

あなたの問題や苦痛を思い浮かべながら「コントロールできる要素はどれか？」「コントロールできない要素はどれか？」と考え、「権外と権内の識別」に答えを書き込んでください。これが現実を正しく見つめる作業の第一歩になります。

・権外の観察

自分でコントロールできない範囲を判断できたら、今度は権外を観察しましょう。以下のポイントについて考えてみてください。

・その問題や苦痛が起きやすい特定の状況やパターンはないか？
・その問題や苦痛によって、自分の中にどのような思考・イメージ・感情が生まれるか？　その思考・イメージ・感情は、時間とともにどのように変化するか？
・抵抗反応はいつも同じか？　それとも問題や苦痛の種類によって違いがあるのか？

分析が終わったら、その内容を3〜4行の文章にまとめて書き込みましょう。この作業によって私たちの脳は少しずつ反応を変え、無駄な抵抗を起こしづらくなります。

・権内への対応

権内の解決に役立ちそうな対策を記入します。どんなにくだらないものでも構わないので、自分でコントロールできる対象にだけ意識を向け、いつもの抵抗反応の代わりにできることがないかを思いつく限り書き出しましょう。これといった対策が思いつかないときは、第3章でお伝えした結界の技法から、気になるものを選んでみてください。中でもグラウンディングは抵抗を抑える働きが大きいのでおすすめです。

・降伏行動

さきほど書き込んだ対策からあなたが試したい行動をひとつ選び、いつどのように実践するかを記入します。「仕事が無駄だと感じたら猫と遊ぶ」や「不安と焦りの感情がわいたら、深呼吸を10回して気持ちが落ち着くまで待つ」のように、できるだけ具体的なアクションプランを考えてください。

降伏スキルのトレーニングは、何か嫌なことが起きる度に実践しても良いですし、第4章の「悪法日誌」に書き込んだ問題を使っても構いません。いずれにせよ大事なのは、あなたが無意識に発動させている抵抗のパターンを見極め、その代わりに現実的な対処ができるところにだけ布石を打つことです。

そんな作業をくり返すことで、あなたの中には権外と権内を瞬時に見極める能力が生まれ、人生に無駄な抵抗をしない態度が育ちます。結果、どのようなトラブルにおいても、あなたは現実に即した適切な対応ができるようになるのです。

7
「まっすぐな民」と「ひねくれ頭」

そして、話はようやくピダハン族に戻ります。

アマゾンの原住民が世界に類のない幸せを享受している理由について、エヴェレットは「経験の即時性」を重視しています(11)。これは自分の経験から外れた事実を重んじないメンタリティを意味する言葉で、簡単に言えば、物事をありのままに受け取る姿勢のことです。

その証拠に、ピダハン族は実際に見聞きしたことしか話さない傾向があります。

魚を捕った。カヌーを漕いだ。子どもと一緒に笑った。友がマラリアで死んだ。

彼らの会話はどれも現実にあった即物的なテーマにもとづき、架空の話はほとんど見られません。「もっとお金を持っていたら」や「あのとき別の行動をしていれば」といった話題を持ち出さないのです。

言い換えれば、ピダハン族の会話には過去と未来が存在しません。おかげで明日のことをくよくよと悩まず、過去の失敗にとらわれもせず、ただ目の前の現在だけを楽しめるわけです。

そのため、彼らは特定の宗教を持たず、精霊や祖先の霊といった概念もなく、自らの成り立ちを説明する創世神話もありません。そもそもピダハン語の文法には、過去や未来の概念すらほぼ見られないというから驚きです。いまも狩猟採集で暮らす部族はいくつも存在しますが、ピダハン族ほど特異な事例は珍しいでしょう。

もちろん、ピダハン族とて過去の出来事や遠い未来を想像する脳機能は持っています。過去の狩りで起きた失敗を明日の仕事に活かすような作業は、彼らのあいだでも日常的なものです。その点は私たちの脳の使い方と変わりがありません。

ただし、ピダハン族が先進国の人間と違うのは、彼らが根拠の薄いことを語りたがらない文化を持つ点です。たとえば、「狩りで猛獣に襲われたらどうしよう」や「獲物が見つからなかったら飢えるのではないか」といった疑念が頭をよぎったとしても、彼らはそこから別の思考を展開させず、不安をこじらせるまではいたりません。さらに言えば、たとえ狩りで傷を負っても「なぜこんな目に……」と嘆くことはなく、「この痛みで死ぬのでは……」などとおびえることもありません。

彼らが怪我をした際に行うのは、「私はいま傷の痛みを感じている」という事実を受け入れ、あとはできる限りの治療をすることのみ。いくら自分の運命を呪ったところで問題解決の役には立たないため、現実の痛みには潔く降伏した上で、なすべきことだけを行うのです。

それゆえ、ピダハン族は自分たちのことを「まっすぐな民」と呼び、外から来た人間を「ひねくれ頭」と呼びます。入らざる事を捏造しない彼らには、実にふさわしい呼び名でしょう。

8

いまは降伏と洒落込もう

痛みへの降伏には、多大な困難がともないます。ヒトの痛みは人体に備わったデフォルトシステムであり、その機能の克服を試みる行為は、600万年におよぶ進化の流れに逆らう一大事に他なりません。そのため、どうしても抵抗の誘惑に負けてしまう事態は必ず訪れるでしょう。

とはいえ、困難に挑む意味はあります。

糖尿や腰痛などの現代病、不安定な雇用、経済への不安、ワンオペの育児、引きこもり、老々介護――。

私たちの祖先が体験しなかった悩みや苦しみに満ちた現代では、もはや進化が用意してくれた生存機能だけでは足りません。PCと違ってOSのアップデートが効かない人類には、既存のシステムでやりくりしていくしかないからです。

江戸後期の軍学者・大鳥圭介は、箱館戦争において五稜郭を落城寸前まで追い詰められた際、新政府軍への徹底抗戦を主張する仲間に向かって言いました。

「死のうと思えば、いつでも死ねる。いまは降伏と洒落込もうではないか」

人生の痛みに立ち向かうのはいつでもできます。しかし、そこで降伏と洒落込む余裕ができたとき、私たちは「まっすぐな民」への一歩を踏み出すことができるはずです。

第 6 章

無我

SELFLESSNESS

1 「無我」を導く作業

ここまで私たちは、自己の問題を克服する下地を整えてきました。

第1章では自己が苦しみを生むメカニズムを把握し、第2章で自己が物語で構成されている事実を理解。第3章で心身に安心感を与えて自己を消す土台を作り、第4章ではあなたの脳に埋め込まれた物語を引きずり出し、第5章では現実を認めて苦しみを迎え入れる技術を養いました。

そして本章からは、いよいよ「無我」を導く作業に入りましょう。悪法と降伏で取り上げた技法が〝物語〟の悪影響に対処する方法だったのに対し、ここからは〝物語〟そのものが浮かばないように脳を使う方法を見ていきます。あなたを悩ませる物語と自分を完全に切り離し、本格的に自己を解体するフェーズです。

が、具体策に入る前に、自己に立ち向かう際にどのような困難が起きるのかを、いったんおさらいしておきましょう。

まず私たちは、第1章で自己がただの生存ツールであることを確認し、日常的に「わたし」のオンオフをくり返している事実を確認しました。この意味で、〝無我の境地〟は決して絵空事ではありません。

とはいえ、第2章で見たように、「私は私である」という感覚は個体の生存に欠かせず、ゆえに人間の脳は「自己こそがあらゆる感情や思考を統べる上位の存在である」といった感覚を発し続けます。そのため、私たちは自己を実態よりも重んじ、これを手放す作業に大きな不安と恐怖を抱くのです。

さらに言えば、あなたの脳は1秒とかからず〝物語〟を生み出すため、その発生を意図的に食い止めることはできません。その上、私たちは虚構のストーリーを絶対的な現実だと思い込む傾向まで合わせ持っており、そもそも〝物語〟に動かされている事実にすら気づけません。

要するに、私たちが本章で解決すべき問題は次の通りです。

❶人間は〝物語〟の自動発生をピンポイントで止めることができない
❷人間は〝物語〟によって行動させられる自分を認識できない

もはや打つ手などなさそうな難問ですが、幸いにも現代では神経科学および心理療法の研究が進み、臨床テストで良い効果が認められた対策が存在しています。その対策とは、「停止」と「観察」の2つです。

2 禅問答はなぜ難しいのか？

ひとつめの「停止」とは、脳のリソースを何かほかのことに使い、物語の製造機能そのものを止めてしまう方法です。その方法はいくつもありますが、まずは「停止」の考え方を理解するために、ある疑問について考えてみましょう。それは、「禅問答はなぜ難しいのか？」というものです。

中国南宋時代の禅書『無門関《むもんかん》』に、こんな話があります（1）。

その昔、中国に倶胝《ぐてい》という有名な僧がいました。倶胝和尚は誰から何を聞かれても、ただ人差し指を一本立てて答えるのみ。それ以外のことは何もせず、何も言わないことで知られた人物でした。

ある日、倶胝の寺を訪れた客が、修行中の小僧に尋ねます。

「お宅の和尚は、どのような説法をしているのですか？」

そこで小僧は、倶胝をまねて人差し指を立て、何も答えませんでした。

すると、この話を知った倶胝は小僧を呼びつけ、驚きの行動に出ます。おもむろに刃物を取り出すや、小僧の人差し指を切り落としたのです。痛みと恐怖のあまり泣いて逃げ出す小僧を呼び止めた倶胝は、彼に指を一本立てて見せました。

その瞬間、小僧はすべてを理解したのです。

――わけがわからない話です。

なぜ和尚は普段から人差し指だけを立て続けたのか？
なぜ小僧は指を切り落とされ、何を理解できたのか？　禅問答といえば「意味不明な対話」の代名詞ですが、確かに頭から尻まで謎だらけです。

禅問答には類似の話が多く、「仏とは何ですか」と尋ねられて「麻三斤だ」と答えた洞山和尚、同じく仏の正体を訊かれて「乾いた糞の塊りだ」と答えた雲門和尚など、謎に満ちたエピソードには事欠きません。いったい過去の高僧たちは、いかなる理由でこのように意味不明な話を重んじたのでしょうか？

この疑問に興味を抱いた碩学は多く、世界中で研究が行われてきました。いまだ定説と呼ぶべき見解はないものの、多くの支持を集めるのが、ドイツの社会学者ペーター・フックスとニクラス・ルーマンによる次の見立てです（2）。

「パラドックスの枠内で頭を悩ませ、文字通り頭を悩殺させることが禅問答の出口であり、解決策なのだと気づくまで悩み続けねばならない。（禅問答の役割とは）あらゆる恣意的な情報において解釈を拒み、自分自身を抹消することにある」

禅問答は明確な答えがあるクイズではなく、そもそも唯一の解を持たぬよう意図的にデザインされています。意味不明な逸話についてあえて考え抜き、思考回路を麻痺させて自己を消すのが禅問答の目的なのだ、というわけです。

たとえば、「あなたがいま読んでいる文は絶対に間違っている」という自己言及のパラドックスについて考えてみると、多くの人は焦りや苛立ちに似た感情を抱きます。

「この文が正しいとすれば、この文は間違いであるとの意味になり、この文は正しくないことになる。しかし、この文を間違いだとすると、この文は正しいことになり、今度はこの文は間違っていることになり……」

パラドックスのせいで頭の中を矛盾した思考が駆けめぐり、答えの出ない問いから意識をそらすべく、脳がネガティブな感情を発動させるのです。

しかし、ここからさらに無理やり悩み続けると、妙に爽快な気分を感じる人が必ず一定数だけ存在します。解けない謎に対して脳の回路が停止し、結果として頭の中を巡る思考から解き放たれるからです。

3

思考を止めれば「ミー・センター」も止まる

禅問答を実践中の脳を調べるのは難しいため、フックスとルーマンの解釈がどこまで正しいかは判然としません。ただし、何らかの作業に意識を集中させることで〝物語〟が停止する現象は、すでに複数の実験で確認されています。

その代表的な手法として、もっとも有名なのは「詠唱」です。ご存じの通り、礼拝の祈祷文を一定のリズムと節に乗せて歌う宗教儀式のひとつで、短い聖句を何度もリピートするパターンや、聖歌のような複雑な構成の楽曲まで、いくつものバリエーションが存在します。日本の祝詞や念仏も詠唱の一種です。

詠唱と「停止」の関係があきらかになったのは2000年代後半のこと。たとえば、ワイツマン科学研究所の研究では、健康な男女に「ONE」という単語を何度も繰り返させたところ、安静時のベースラインと比べてDMN（デフォルトモード・ネットワーク）の活動量が下がり、自己にまつわる物語の量も有意に減る傾向が認められました(3)。香港大学のチームによる実験も結果は似ており、浄土教の念仏を15分ほど唱えた被験者の後部帯状皮質に変化が起き、リラクゼーション反応も大きく増えた上に、やはりDMNの活動低下が見られました。

DMNはあなたが何もしていないときに活動を始める神経回路で、内側前頭前野（MPFC）や前部帯状皮質（ACC）といった幅広いエリアから構成されます。ぼんやりと空想をしているときや、風呂に入ってとりとめもない思考に身を任せているときなど、脳が意識的な活動を行わない状況で活動を始め、いろいろな情報をまとめて新たな発想を生むのに役立つネットワークです。シャワー中に良いアイデアを思いつく人が多いのは、DMNの働きが大きく関わっています。

その点でDMNは大事な回路ではあるものの、近年では、私たちの苦しみを生む原因になることもわかってきました。というのもDMNは、自分に関する情報を処理する回路でもあるからです(4)。

将来のことを考える、過去を振り返る、誰かとコミュニケーションをする——。

そのような場面ではDMNの活動が激しくなり、「この人に嫌われていないか……」や「あの失敗はまずかった……」などと自分にまつわるネガティブな物語を生み出すため、一部には「ミー・センター（Me center）」と呼ぶ専門家もいるほどです（5）。事実、14件のｆＭＲＩ研究をまとめた2020年のメタ分析でも、「鬱病の患者はＤＭＮの活動量が大きい」と結論づけており、この回路がメンタルの悪化に一役買っているのは間違いありません（6）。

また、詠唱と似た事例として、音楽もまた同じような働きを持ちます。同じ音階や歌詞のくり返しが、やはり詠唱に似た効果をおよぼし、ＤＭＮがもたらす自己の感覚を消すからです。

心理学者のエリザベス・ヘルムス・マーグリスは、音楽の魅力を次のように説明しています（7）。

「決まったコーラスのくり返しによって単語やフレーズは飽和して意味を失い、あなたは歌詞を新たな感覚で聴くことになる。言葉が感覚的なものに変わり、より直感的に楽曲と向き合えるようになるのだ」。

音を聞きながら「この歌詞の意味は？」や「いまのコード進行にはジャズの影響があるのでは？」などと考えていたら、その曲を楽しめないのは容易に想像がつきます。しかし、同じ歌詞やフレーズの繰り返しに身を任せることで思考の麻痺が起き、その曲を万全に楽しめるようになるわけです。

グレゴリオ聖歌の響きに心が落ち着いたり、読経や祝詞の調べに荘厳な気分になったり、といった経験を持つ人は少なくないでしょう。そんなとき、あなたの脳内ではDMNが鎮まり、本来は自動的に動き出すはずの物語が機能を止めています。先にも見たように、私たちは〝物語〟の自動発生をピンポイントで止めることができず、それならば、自己に関わる機能を丸ごと止めてしまうしか手はないでしょう。これが、本章で「停止」を重んじる理由です。

4 観察の能力には抗鬱剤に匹敵する効果が

ふたつめの対策である「観察」は、文字通り、あなたの脳内に浮かぶ物語をじっくりと見つめる作業を意味します。人前で失敗した過去のイメージ、嘘がバレたあとの恥ずかしい感情、「貯金が尽きたらどうする……」という思考など、すべてのネガティブな物語を科学者になったような気持ちで観察し続けるのが基本です。

何やら難しそうな印象があるでしょうが、「観察」の感覚そのものは誰でもすぐに味わうことができます。試しに本書を手にしつつリラックスして座り、次の単語を声に出さずに読んでみてください。

リンゴ　誕生日　海岸　自転車　バラ　猫

単語を読む間、あなたの心にどんな変化が起きたでしょうか？　リンゴや猫のイメージがそのまま浮かんだかもしれませんし、誕生日の思い出が心をよぎったかもしれません。もちろん何の変化も起きないこともあるものの、それはそれで構いません。
　この実験のポイントは、ごく平凡な単語に対して、あなたの内面がどう反応したかに気づくことです。何度か単語を読み返してみて、脳裡になんらかのイメージや思考が浮かぶかどうかを眺めてください。この感覚こそが「観察」です。

　そんな作業に意味があるのかと思う人も多いかもしれません。しかし、「観察」そのものは紀元前から世界各地で使われてきた精神修養のひとつであり、禅系で使われる坐禅、原始仏教のヴィパッサナー瞑想、キリスト教の黙想、古代インドのヨーガ、ヒンズー教のディヤーナなど、どのような宗派にも「観察」の原理を使ったメソッドが受け継がれているのは有名でしょう。あらゆる宗教儀式が同じ特徴を持つとは言いませんが、多くの宗派にとって「ただ観察する」というメソッドの存在は普遍的なものです。

ここ数年は「観察」の科学的な研究も進み、ジョンズ・ホプキンス大学などのチームによるメタ分析では、座禅や瞑想に関する過去の研究から3515人分のデータをまとめ、「自分の思考や感情を観察するトレーニングを8週間続けると、不安と抑鬱症状には0・3、痛みには0・33の効果量を持つ」と報告しました（7）。効果量は観察のメリットを数値に換算したもので、0・3ポイントという数字は一般的な薬物治療に相当するレベルです。薬剤を使わずに同等の効果を得られるなら、試す価値は十分にあるでしょう。

さらに近年は、観察のトレーニングで脳の構造が変わるとの報告も増えてきました。ローマ大学などが行なったメタ分析では、53の脳機能イメージング研究を調べた上で、こう結論づけています（8）。

「観察のトレーニングにより、脳の機能的・構造的な変化が起きるようだ。特に自己認識や自己制御を含む自己言及プロセスに関わる領域や、注意、実行機能、記憶形成に関わる領域が変化する」。

どうやら観察のトレーニングには、脳の「わたし」に関わる領域に変化を起こし、最後にはメンタルの改善や集中力と記憶力の向上が見込めるようです。まだ研究の日が浅い分野なので追試が必要ではあるものの、複数のデータが観察のメリットを指摘している点は間違いありません。

5

苦しみをこじらせる人は、すべてを「自分ごと」に捉える

観察の力で自己に変化が起きるメカニズムを説明しましょう。

一般に、苦しみをこじらせがちな人の脳は、島皮質および扁桃体という2つの領域が、先ほど説明したミー・センターと強く結びついています。島皮質は身体の感覚データを監視する領域、扁桃体は不安や恐怖などの感情を引き起こす領域です。

これらのエリアがミー・センターとつながると、私たちはネガティブな反応を示しやすくなります。身体になんらかの異変が起きるたび、あるいは内面に恐怖や不安が沸き起こるたびにミー・センターが自己を立ち上げ、「私に問題があるのではないか？」といったネガティブな物語を生み

出すからです。

軽い頭痛やめまい、ふと頭をよぎる不安、同僚たちの口喧嘩。そんな小さな問題が起きるたびに自分の問題として捉えていたら、心がすり切れるのは当然でしょう。簡単に言えば、苦しみをこじらせる人の脳は、世界の小さな変化をすべて「自分ごと」として捉えがちなのです。

ところが、観察のトレーニングでは、身体の不調や内面の不安をいったん放置し、そのまま見つめ続ける態度を求められます。外界の変化をいたずらに「自分ごと」にせず、ただ脳内に起きた現象のひとつとして観察を続けるわけです。

すると、やがて重要な変化が起きます。使わない筋肉が少しずつ衰えていくのと同じように、島皮質／扁桃体とミー・センターを結ぶ神経経路が減り、心身の変化をいたずらに自己の問題としては捉えなくなるのです。

この状態は、知らない駅で電車の運行を見守る客に似ています。あなたの心を駅のホームのようなものと想像し、脳内に浮かぶ思考と感情を電車だと考えてみてください。電車はホームにいったん停まり、ほどなくして必ず次の駅に向かうはずです。電車に乗り込まずにただホームで運行を見つめていれば、知らない場所に着く心配はありません。

第1章で説明したように、私たちが自己にとらわれるのは、脳が外界の脅威に過剰な反応を示したときでした。しかし、観察を続けた人の脳は脅威に反応しづらくなり、結果として自分に向けて〝二の矢〟を放つ回数も減ります。つまり、観察のトレーニングによって、脳が作り出す物語を「これは現実ではない」と認識できるようになったのです。

「停止」の力で〝物語〟の強度を限界まで下げ、「観察」の力で〝物語〟を現実から切り離す。この2つが、無我を達成するための最後のスキルです。

ならばあとの話は簡単で、修験者よろしく人里を離れた土地で瞑想でもすれば、やがて自己からの解放にいたるはず……と、言いたいところですが、そう簡単にはいきません。実は近年の研究により、いくら観察のトレーニングを積んでも効果が得られない人や、逆に副作用が起きる事例が増えてきたからです。具体例を挙げましょう。

・モチベーションの低下

ワシントン大学の実験では、15分間の瞑想を行った被験者は、普通に休憩を取ったグループよりも、作業へのモチベーションが約10%低下しました（9）。これは瞑想によって自己の感覚が薄れたせいで、未来への目標に向かう気持ちが下がったものと考えられます。

・ネガティブな感情の増加

神経科学者のウィルビー・ブリットンらのレビュー研究により、定期的に瞑想を行う者の約4分の1が、パニック発作、鬱病、解離感などの副作用を報告したことが明らかにされています(10)。瞑想で集中力が高まった結果、自分の感情へ過度に敏感になったのが原因のようです。

・自己本位な思考の強化

366人を対象にしたテストでは、瞑想のトレーニングを行ったグループの一部は、慈善団体へのボランティアなどに参加する意志が大きく低下しました(11)。同様に、162人に4週間の瞑想を指示した試験でも、トレーニングを続けたグループはナルシシズムの度合いが大きくなり、自己が消えるどころか逆に自意識が増強されました(12)。こちらもまた、瞑想で集中力が高まったせいで逆に自己へ意識が向きやすくなったのだと思われます。

これらの副作用は、昔から精神修養の世界ではよく語られてきたものです。チベット仏教では瞑想によるネガティブな感情や身体の痛みを「ニヤムス（nyams）」と呼び、禅の世界では座禅で自我が肥大した状態を「魔境」、精神に何らかの異変が出る現象を「禅病」と名づけ、修行者に注意をうながしてきました。

禅の大家である白隠禅師は、18世紀に禅病の経験をこう語っています(13)。

「私の足腰はいつも氷のように冷たく、まるで雪の入った浴槽に浸かっているかのようだった。激流のそばを歩くかのように耳鳴りが止まず、起きているときも寝ているときも、不思議な幻影が見えた」

症状だけを見る限りは、神経症や統合失調症に近いイメージです。現代でも同じ症状が報告される例は多く、精神修養のダークサイドには一定の注意が必要でしょう(14)。

6 停止と観察の成果を左右する5大要素

とはいえ、いたずらに恐怖を煽りたいわけではありません。ここで強調したいのは、停止と観察の効果には個人差が大きいという点です。先に見たブリットンらのレビュー研究でも、同じトレーニングを行ったにもかかわらず、人によって正反対の結果が出てしまうケースが何度も観察されています。ある人は瞑想で集中力と幸福度が高まったのに、別の人は虚無感や身体の痛みが増してしまうケースは珍しくありません。

これは運動や勉強と同じ話です。体力がない人が急にマラソンに挑んでも身体を壊すだけですし、算数の基礎がない人が高校の数学をひもといても時間の無駄でしょう。精神修養も事情は変わらず、個人に適した方法を選ばないと効果が半減するどころか、逆に自己の強化につながりかねません。「停止」と「観察」の技法にはさまざまな種類があり、特定のトレーニングに不快を感じるなら、別のやり方を選ぶべきです。

この問題については、幸いにもオックスフォード大学のマインドフルネスセンター（15）やロンドン大学（16）が調査を行い、いくつかの注意点を提案してくれています。「停止」と「観察」のトレーニングを効果的かつ安全に行うためには、次の5つのポイントに注意してください。

❶ 漸進性

漸進性はトレーニングの強度や負荷を少しずつ上げることを意味します。エクササイズと同様に、精神のトレーニングにも適切な負荷が欠かせません。初心者がいきなり一日1時間も座禅を組むのは現実的ではないため、最初のうちは強度の低い手法を使うほうが効果的です。具体的なトレーニング例を紹介しましょう。

観察を実践するもっとも簡単な方法は、日常生活の一部に取り入れてしまうことです。食事、皿洗い、掃除など、日常の動作であれば何を選んでも構いません。目の前で起きていることに意識を向け続ければ、それは観察になります。

作務（さむ）

このように日々の生活をすべて修行の場と捉える考え方を、曹洞宗の開祖・道元は「作務」と呼び、座禅や読教よりも重視しました。確かに、炊事掃除といった平凡な営みのほうが座禅よりも取り組みやすく、地味な分だけ「私はいま精神の修行を行っている」といった自己の肥大化も起きづらいでしょう。

ただし、慣れないうちは日常生活のどこに感覚を向けるべきかがわかりづらいため、「どの雑事で瞑想を行うか？」と「どの感覚に集中するか？」の2点を決めておくと良いでしょう。たとえば「手を洗うときに皮膚を流れる水の感覚に集中する」と事前に決めておき、いざ手を洗い始めた後で別のことを考え出したら、慌てずに水の感覚に戻る作業を繰り返してください。

取り組み時間の目安は一日3分から始めましょう。ある研究では、51人の学生に日常の家事にできるだけ意識を向けるよう指示したところ、3～5分程度でも日中の緊張感や不安が減ったと報告されています（17）。一回3～5分の作務が続くようになったら、また別の手法に取り組んでみてください。

作務の例

・お茶を飲むときに舌で感じる味わいに意識を向け続ける。
・食器を洗っている間、自分の呼吸に気を付け続ける。
・食器を洗っている間、石鹸の香りや泡を感じ続ける。
・食器の拭き取り、すすぎの動作を観察し続ける。
・床を雑巾がけするときのくり返しの動きを感じ続ける。
・床の様々な場所を掃除することに興味を持ち続ける。
・布地の質感だけに意識を向けて衣類をたたむ。
・乾燥機から取り出したときの衣類の熱を感じ続ける。

止想（しそう）

もっとも手軽に「停止」スキルを養えるトレーニング法が「止想」です。脳内のイメージや呼吸などの特定の対象に意識を向けるタイプの瞑想で、神経科学などの世界では「フォーカスド・アテンション（Focused Attention）」の名前で研究が進められています（18）。こちらは次のステップで行ってください。

①意識を向ける対象を決めます。呼吸、環境音、ロウソクの光など、「止想」の対象は好きに選んで構いませんが、呼吸を使うのがもっとも手軽でしょう。呼吸を選んだ場合は、「息が鼻腔を通り抜ける感覚に注意する」「お腹のふくらみと縮みに集中する」など、意識を向ける対象をできるだけ細かく決めてください。

②楽な姿勢を取りましょう。椅子に座っても良いし、床であぐらを組んでも問題ありません。決まった形は存在しないので、あなたがリラックスできる姿勢を選んでください。

③肩の力を抜いて腹式呼吸をしつつ、選んだターゲットに意識を向けます。「正しく呼吸ができているのだろうか?」「ちゃんと瞑想できているのだろうか?」などと考えるのではなく、決めた対象を経験するように注意してください。たとえば呼吸に集中している場合は、なんの判断も行わずに、空気が鼻腔を通過する感覚だけを意識してください。

④「止想」を始めて20秒もすると、あなたの脳には必ず何らかの思考が浮かびます。黙って座ったことでDMNが起動し、その日のストレスを思い返したり、将来のことを心配したり、買い物のリストを作ったりするように脳をうながすはずです。そのせいで集中がそれたとしても、気に病む必要はありません。「また間違った……」などと自分を責めず、何度も何度も選んだターゲットに意識を向け直してください。

「止想」のステップは以上です。複数の調査では短時間の実践でも集中力が高まる可能性が示唆されているため、最初は5分程度から始め、1回のセッションで注意がそれる回数が10回以下になったら、2〜3分ずつ時間を延ばしてください。

❷脆弱性

脆弱性は、個人がそれぞれに持つ〝弱さ〟を表す言葉です。たとえば、精神病の既往歴がある人、悪法の強い影響下にある人（145ページ参照）、不健康なライフスタイルで体調を崩した人などは、停止と観察で副作用が出やすい傾向があります。トレーニングで集中力が高まったせいで、逆に過去の嫌な体験やネガティブな感情が強く感じられてしまうからです（19）。

この問題に対処するには、トレーニングの前に、セーフプレイスワークやグラウンディングなどの技法（第3章）で心を落ち着けておくのが大前提。それでも訓練のあとにネガティブな感情が増したときは、次のトレーニングも併用してください。

軟酥（なんそ）

江戸時代の禅僧・白隠が、禅病の克服に使ったトレーニングです。残念ながら軟酥の効果を確かめた実験はありませんが、その内実は心理療法で使われるイメージ療法やボディスキャンにとても近く、ゆえに一定の効果が見込めると考えられます（20）。具体的な方法は次の通りです。

①リラックスして座り、まずは自分の頭に握りこぶし大の軟酥が乗ったところを想像します。軟酥とは牛乳を煮詰めて作った古代のバターのことで、色と香りが良い食材として親しまれてきました。

②軟酥が少しずつ溶けて流れ落ち、頭から垂れていく様子を想像します。この液体には身体の疲れや痛みをやわらげる効果があるとイメージしましょう。

③軟酥が首、肩、腕、胸、背中をつたっていき、最後は足の裏へ到達したところをイメージします。溶けた軟酥が全身に染み込んだ感覚を想像しながら、自分の肉体と感情がどう変化したかを見つめて終了です。

軟酥をイメージしにくければ、好きな香油を思い描いてもかまいません。ラベンダーやゼラニウムなど、あなたが心地良さを感じるオイルが頭から垂れる様子を想像すると良いでしょう。身体への意識を高める作用もあるため、内受容トレーニングの一貫として使うのもおすすめです。

❸ 受容性

受容性は第5章で見た「降伏」とほぼ同じ概念です。そのポイントをひとことで言えば、「抵抗のために瞑想を行うことなかれ」となるでしょう。

嫌な感情を避けるために瞑想をする。気分を良くするために瞑想をする。過去の記憶から逃げるために瞑想をする。

こういった心持ちはすべて現実への抵抗に該当し、そのまま訓練を積んでも苦痛が増すだけの結果になりかねません。複数の研究でも、通常の精神トレーニングに「受容性」の要素を組み込むほうがストレスが減り、メンタルも改善しやすいと報告されています（21）。この点に心当たりがある人は、まず「降伏」（第5章）のトレーニングを数週間ほど続け、それから以下の手法を取り入れてみてください。

語想（ごそう）

こちらは、ハワイ大学のレオン・ジェームズが生み出した意識の変容技法です。方法は簡単で、任意の言葉を何度も口に出してくり返すか、または同じ言葉をしきつめた紙をじっと見つめるだけです。たとえば、「単語」という言葉を選んだ場合は、「単語、単語、単語……」とくり返し唱えるか、「単語」の文字を並べた紙に集中し続けます。

人によって時間は異なるものの、たいていは5～10分ほどで「単語」という言葉の意味が消え、まるで外国の言葉でも聞いているかのような感覚が生まれるはず。文字をながめている場合は、少しずつ「単語」が単なる文字の集まりのように見え出し、最後には紙の上の無意味な線の連なりにしか思えなくなるでしょう。これは「意味飽和」と呼ばれる現象で、同じ情報に何度もさらされたせいで脳が飽き始め、やがて「いちいちデータを処理する必要はない」と判断したせいで発生します。

語想の目的は、特定の言葉を繰り返して思考を一時的に停止させることです。最初は意識が続かないでしょうが、何度も行ううちに脳が〝物語〟の製造を止めた感覚を理解できるようになります。繰り返す言葉は何でも構いませんが、「死」や「歓喜」のように強い感情を引き起こす言葉は、意識変容までの時間が長くなるので避けてください。できるだけニュートラルで刺激が低い言葉を選ぶようにしましょう。

観想（かんそう）

観想は別名「オープンモニタリング法」とも呼ばれ、ここ十数年で多くの研究例が蓄積されてきた精神修養の技法です。たとえば、京都大学の調査によれば、平均で920時間の観想を行った者は、先ほど触れたミー・センターの機能が下がり、自己にまつわる物語が発生しにくかったとのこと（22）。マックス・プランク研究所などが行った別の試験では、精神トレーニングの初心者に一日30分の訓練を3カ月続けさせたところ、大半の参加者が未来への不安や過去への後悔を感じにくくなり、客観性のレベルが増加しました（23）。

一般的な実験で使われる観想は、次のように行います。

①リラックスして座り、どの対象にも集中せず意識がさ迷うように任せます。身体の感覚が気

になったら「いま腰の痛みに注意が向かった」とだけ観察し、家の外の音が気になったら「いま音に注意が向かった」とだけ観察します。もし「こんな訓練に意味があるのか？」と感じた場合も、同じように「いま『こんな訓練に意味があるのか？』と考えた」と観察してください。慣れないうちは、「いま注意が切り替わった」などと声に出して確認したほうがやりやすいでしょう。

②そのまま、事前に決めた時間まで観察作業を続けてください。ここで最も大事なのは、脳内で物語が発生するままにしておくことです。観想の間に頭に浮かんだことに対して、「好き・嫌い」「良い・悪い」「正しい・間違い」「面白い・つまらない」といったジャッジをしないように心がけましょう。もし「この痛みは嫌いだ」などと考えたときは、自分を責めずに「いま私は『この痛みは嫌いだ』という思考が浮かんだ」と思い直して、再び観察モードに切り替えれば問題ありません。

ご覧のとおり、観想のやり方はシンプルですが、難易度が非常に高い手法でもあります。あなたの脳は「明日の仕事は大丈夫か？」や「昨日の発言は間違った」といった〝物語〟を次々に生み出し、最初のうちはすぐに観察の精神を忘れてしまうはずです。

しかし、気落ちしないでください。意識がそれるのは一般的なことであり、数十年の訓練を積んだ後でも普通に発生する現象です。忍耐強くトレーニングを続けるうちに、必ず心の迷いは減り、思考と感情を観察する時間が長くなっていきます。

いわば観想のトレーニングとは、雲の中にいるあなたのそばを、別の雲が通り過ぎていくのを見つめるようなもの。雲は地球の天候を管理する大きなシステムの一部であり、その形を変えるのも、動きをコントロールするのも不可能です。通りすぎる雲の観察日記をつけるかのように、自分の思考や感情も取り扱ってみてください。

❹縁起性

縁起性とは、この世には独立した存在などなく、あらゆるものが因果関係のネットワークによって成り立つという世界観を意味します。

一例として、筆者がいま着ているTシャツは、この世に突然現れたものではありません。遡ってみると、流通業者が服屋にTシャツを卸し、その前は中国の紡績工場で生産された商品です。その原料である綿の出どころをたどれば、今度はアメリカはテキサスの綿畑に行きつき、その綿花を育てるためには種や肥料が必要となり、その種が育つには良質な土壌、水、日光が欠かせず……といったように、Tシャツ一枚をとっても、そこには数えきれない因果のネットワークがからみあっています。これが縁起性です。

自己の問題においても事情は変わらず、そもそも「わたし」という存在は、他人との関係がなければ成立しません。

家では子どもに厳格な親として振る舞うが、会社では陽気な上司として慕われる「わたし」。学校では何の発言もせず周囲から目立たないが、一部の友人の前でだけリーダー役を務める「わたし」。誰もがさまざまな人との関係や記憶の中で自己を定義し、いまの「わたし」を形作っているでしょう。

このような縁起性の考え方をベースにしないと、観察は副作用を起こしやすくなります。「私は周囲から独立した存在である」といった思考や感情に意識が向かうせいで自己の輪郭が際立ち、逆に自意識がふくれあがってしまうからです。

バッファロー大学のチームは、325人の男女を集めたテストでこの事実を確認しました。実験では参加者の半分に「人間はみな独立した存在だ」と考えさせ、残り半分には「人間はみな相互に依存し合う存在だ」と考えるように指示。そのうえで自己観察のトレーニングを行わせたところ、人間を独立したイメージで捉えたグループはボランティア活動の参加意志が33％も低下したのに対し、人間を縁起性のイメージで捉えたグループは、同じ数値が40％も増加しました。要するに、縁起性の有無によって観察の効果が真逆に振れたわけです。

日々のトレーニングに縁起性を取り込むには、以下の手法を使うと良いでしょう。

慈経行（じきんひん）

慈経行は原始仏教の世界で使われてきた手法で、ひとことでまとめれば「歩きながら他人の幸せを願う訓練」のようになります。

数あるトレーニングのなかでも心を落ち着かせる効果が高いとされ、たとえばアイオワ州立大学のテストでは、496人の学生に「大学の構内を歩きつつ、すれ違った人たちの幸せを願ってみてください」と指示したところ、12分の実践で不安とストレスの大幅な減少が認められました

(24)。普段は何とも思わない通行人の幸福を願うことで、縁起性の感覚が高まったからだと思われます。

慈経行の実践は簡単で、通勤途中や買い物中に見知らぬ人とすれ違ったら、「この人が健康で元気に暮らせますように……」や「この人が楽しい人生を送れますように……」と心の中で考える作業を一日10分ずつ続けてください。最初のうちは恥ずかしさを覚えるかもしれませんが、だいたい1～2週間で他人の幸せを願う気持ちに真実味が生まれ、やがてあなたの中に縁起性の感覚が宿りはじめます。気持ちを落ち着ける効果があるため、観想のように難易度が高いトレーニングを行う前にやっておくのもおすすめです。外出できないときは、部屋でひとり友人や知人の幸福を考えてみても構いません。

❺ 超越性

超越性とは、自分の理解を超えた素晴らしい物事に接することを意味します。たとえば、大自然の中で震えるような感動を得たり、宇宙の大きさを想像して鳥肌が立ったり、名画に触れて言葉を失ったりといった経験は誰にでもあるはず。このとき、あなたは超越性を体験しています。

この感覚が、自己のあり方を左右するのはわかりやすいでしょう。そもそも超越性は〝我を忘れるような体験〟を意味するため、自然やアートの崇高さに心を奪われているあいだは自己も発生しようがありません。雄大な景色や良質な絵画のすばらしさは言葉で説明できず、それゆえに脳が物語を生み出すこともないからです。

近年は超越性の研究も多く、２０７８人を対象にしたカリフォルニア大学の調査では、参加者の半分に「ユーカリの木を見ながら感動や驚きのポイントを探してください」と指示。「葉脈の流れがなんとも言えず美しい」や「樹皮のうねりに生命力を感じる」といったように、心を動かされるようなポイントを意識して探させたところ、参加者の行動に変化が見られました。何も考えずに大学の校舎を見たグループに比べて、超越を意識しつつユーカリを見たグループは寛大な気持ちが増し、他人の手助けを積極的に行うようになったのです(25)。超越の体験によって自己を超えた感覚が生まれ、そのおかげでエゴイズムが和らいだのでしょう。

注目すべきは、ユーカリを見るだけの日常的な体験でも、参加者のナルシシズムが低下した点です。〝超越〟といってもおおげさな体験は必要なく、その気になれば、世界のあらゆる物事が自己を超えた感覚の発生源になり得ます。自意識過剰やエゴイズムの問題に悩んでいる人は、この超越性を一番に意識しつつ、次のトレーニングを実践してください。

畏経行（いきんひん）

畏経行は日常の中に超越性を探すために開発されたトレーニングです。禅の世界で使われてきた手法を応用したもので、8週間の実践により参加者の自己本位な行動の量が減り、日常の幸福度が大きく改善したと報告されています（26）。具体的なステップを見てみましょう。

①6秒で息を吸って6秒で吐くペースで深呼吸を行いつつ、いつものように街中を歩く。

②「見慣れた光景の中に、いままで気づかなかったような新たな驚きや感動はないか？」と自問しつつウォーキングを続ける。ただし、意識して特定のものに集中するのではなく、周囲の音、映像、匂いなどが感覚に入ってくるままに任せる。

③ウォーキングの最中に考えごとを始めたら、いったん呼吸に注意を戻して6秒の深呼吸をくり返し、また驚きや感動を探す作業に戻る。

畏経行のプロセスは以上です。最初の頃は苦労するでしょうが、いったん感覚をつかめば超越性はどこでも見つけられます。人によっては川の流れに神秘を感じるケースもあるでしょうし、またある人にとっては缶ジュースのプルタブを発明した人の頭脳に驚嘆するかもしれません。どのポイントに反応するかは人それぞれですが、どんなに見慣れた光景にも必ず「超越性の種」は眠っているものです。

何度やっても超越性を感じられない場合は、試しに「物理的な広大さ」か「新規性」に注目してトレーニングを行ってください。先に見たカリフォルニア大学の研究でも、この2つの要素を兼ね備えた場所ほど超越性が発生しやすいと報告されています。

具体的には、「高い木々が立ち並ぶ小道」や「巨大な湖」といった自然環境や、「高層ビルが並ぶ大通り」や「歴史的なモニュメントがある広場」のような都市環境などが典型的な例です。これら2つのガイドラインに意識を向けつつ、ぜひ日常の中に超越性を探してみてください。

7
自己が鎮まったあなたはひとつの「場」になる

大量の技法を取り上げてきましたが、すべてに共通するのは、第1・2章で見た自己の発生メカニズムを実感としてつかまねばならない点です。どのようなトレーニングを実践した場合でも、経験を積むにつれてあなたは以下の事実を体感するでしょう。

❶自己、思考、感情のいっさいは、どこからともなく現れる
❷自己、思考、感情のいっさいは、放置すればやがて消えていく

この認識が少しずつ脳に染み込むと、やがてミー・センターと扁桃体の結びつきが弱まり、私たちは脳が生み出す物語に巻き込まれにくくなります。ネガティブな感情や思考は生体の維持機能のひとつであり、いずれも世の移り変わりの一部に過ぎないという事実を心から実感できたのが原因です。この時点で、人生の悩みから解放された気分になる人も少なくないでしょう。

しかし、ここからさらに精神機能を観察し続けると、再び興味深い変化が起きます。あなたの自己を構成してきた人生のあらゆる要素が、まるで最初から自分とは無関係だったかのような感覚が現れるのです。

仕事の成果、他人からほめられた思い出、銀行の預金残高、腹の周りに溜まった脂肪、性格、肩書き、恥の記憶――。

それがポジティブなものかネガティブなものかを問わず、これまでの人生であなたを形作ってきた記憶や概念の虚構性に脳が気づき、もはや「わたし」を規定する必要がなくなった結果として、すべてが少しずつ強度を失い始めます。いったんこうなれば、〝二の矢〟も継がれようがありません。

誤解なきように申し添えておくと、無我にいたった後も、あなたの中には相変わらず自己が現れ続けます。もともと自己は生存ツールとして生まれた存在なので、その発生そのものは止めようがありません。ただし、いったん観察スキルを身につけたあなたは、もはや自己に悩まされなくなります。かつては確たる存在だった自己が、ただの「複数の物語のひとつ」に変わったからです。

理屈だけではわかりにくい感覚なので、ここでもメタファーを使いましょう。自分のことを大きな山だと想像してください。

山の天気は変わりやすく、あるときは快晴に恵まれ、またあるときは雷雨に見舞われます。火事が起きるかもしれませんし、植物が盛大に花を咲かせるかもしれません。

しかし、どんなことが起きても山が山であることに変わりはなし。どれだけ天候が荒れようが、山そのものはただの「場」でしかないでしょう。

ここで言う天候や災害は、もちろん自己が生み出す困難の比喩です。自己が鎮まったあなたもまたひとつの「場」となり、思考と感情がどれだけ荒れ狂おうが、あなたはすべてと無関係に存在を続けます。

8 それではいま生きている自分とは何者か？

しかし、ここにいたっても疑問を抱く人はいるでしょう。

「自己をなくすなど、死んだも同じではないのか？」

「場」と化した私が不安や悲しみに動じなくなるのは良いが、それはすなわち喜びや情熱の喪失にもつながるはず。それは廃人も同然ではないのか？　太宰治が『人間失格』で描いた「自分には、幸福も不幸もありません。ただ、一さいは過ぎて行きます」との感慨に似た、虚無の心しか生まないのではないか？

同じような疑問を抱く人は少なくないようで、古来より日本ではこんな説話が語り継がれてきました(27)。

ある夜、ひとりの旅人が荒屋に寝泊まりしていると、そこに人間の死体をかついだ二体の鬼が現れ、「このしかばねは我が物だ」と言い争いを始めました。議論は平行線のまま決着がつかず、鬼たちは旅人に死体の持ち主を決めるよう命じます。

当然、どちらが持ち主かなど判断のつけようもありません。困り果てた旅人が「それはあなたのものです」と当てずっぽうに右の鬼を指さすと、予想だにせぬ展開が待っていました。怒った左の鬼が旅人の両腕をねじ切ったかと思うや、それを見た右の鬼が同じように死体の腕をもぎ取り、代わりに旅人にくっつけたのです。

これに火のついた鬼たちは、同じことをくり返します。左の鬼が足をもげば、右の鬼が死体の足をつける。胴を切れば胴がつく。首を刈れば首がつく。目玉を抜けば目玉が入る。

やがて旅人の身体と死体が完全に入れ代わると、争いをやめた鬼たちは死体を半分ずつ食べ、どこかへ立ち去ってしまいました。

残された旅人は思います。

「自分の身体は鬼に喰われてしまった。それではいま生きている自分とは何者か？」

ただの「場」となったあなたは、身体を喰われた男と大差ありません。過去の記憶、現在の地位、未来への期待など、あらゆる物語から切り離されたあなたは、いったい何者なのでしょうか？

MU

The Best Condition

終　章

智慧

THE WISDOM

1

無我に至った者が得る〝智慧〟の境地

無我に至った人間は何者になるのか？　いかなる心持ちを抱き、どのように行動するのか？

この疑問については、過去に多くの賢人が体験談を残してきました。

仏典翻訳家の大竹晋は、無我に関する最古の証言として、5世紀の禅僧・菩提達磨《ぼだいだるま》が残した言葉を取り上げています（1）。

「迷いにあるうちは心が景色に包まれている。見性してからは心が景色を包んでいる」

あるいは、禅問答を大成させた12世紀の僧・無門慧開《むもんえかい》はこう言います（2）。

「この無を、決して虚無だとか有無だとかいうようなことと理解してはならない。（中略）時間をかけていくうちに、だんだんと純熟し、自然と自分と世界の区別がなくなって一つになるだろう」

さらに、円覚寺派の管長を勤めた明治の禅僧・朝比奈宗源の証言はこうです（3）。

「山も川も草も木も、すべての人も自分と一体であること、しかも、それが自己の上にぴちぴちと生きてはたらいて、見たり聞いたり、言ったり動いたりしている」

解釈の難しい表現ばかりですが、いずれも無我に至ったあとで自分と世界をへだてる境界が消え、精神が拡大した感覚と強い幸福感を抱く点が共通しています。

西洋にも同じような証言は多く、イギリスの思想家アラン・ワッツは、LSDという幻覚剤を摂取した後に自己の消失と大いなる幸福感を味わい、「すべての差異がなくなったようだ」と報告しました。ハーバード医学校の脳科学者ジル・ボルト・テイラーは、37歳のころに脳卒中で自己認識に関わる脳機能を失った直後から「あたり一面が平穏な幸福感に包まれているような感じ」を体感。この状態を、「脳のおしゃべりが止まった」と表現しています（4）。

似た証言はほかにも無数に存在し、たいていは自己が消えたあとで独特の一体感や安心感が生まれ、人生の悩みが消えて強い幸福感を得たと報告するのが定番のパターンです。本書のタームで言えば、自己を定義してきた物語がはがれ落ち、そのおかげで精神機能が広がった状態と言えるかもしれません。

が、そう言われても納得しづらい人が大半でしょう。いかに無我のレポートが多くても、結局すべては主観的な証言でしかなく、それぞれの本当の胸の内を外部から知るのは無理な話です。この問題ばかりは、いくら科学の測定法が進んでも解決できないでしょう。

そこで本章では、無我によって起きる変化をよりよく理解するために、彼らの〝行動〟にフォーカスします。無我のスキルを身につけた者は、果たしていかなる行動をとるのか？　どんなトラブルにも動じぬ泰然自若の態度を保つのか、それともすべての欲望から解き放たれた隠者のごとく、何の反応も示さないのか？　そんな疑問について考えていきましょう。

そんなことがわかるのかと思われそうですが、実はここ十数年で興味深い研究が増えてきました。代表的なのは、シカゴ大学やウォータールー大学などのチームが積極的に行っている「智慧」の研究です。

学問の世界で言う「智慧」は、ＩＱや知識の量などを意味しません。その定義はまだ明確でない部分もありますが、複数の専門家の意見をまとめると、次のようなスキルの集合体だと考えられます（5）。

❶人生経験から得た知識を正しく利用できる

❷困難に直面しても不安が少ないまま行動できる
❸自分や他人の精神状態を注意深く考察できる

要するに、智慧を持つ者は、人生の経験を実践的な知識に変えるのがうまく、トラブルにもあわてずに対処し、他人の心理を読むのも得意な人だと言えます。英語で言うストリート・スマートに近い状態で、確かに智慧と呼ぶにふさわしい能力ばかりでしょう。

2 無我によって私たちはどのような人間になるのか？

ここ数年の研究であきらかになったのは、無我と智慧には強い関係性があるという事実です。たとえば、シカゴ大学などのテストでは、瞑想やアレクサンダーテクニーク（身体感覚を通して自己洞察を深めるメソッド）などの心身トレーニングを続けてきた男女298名を集め、共感力、意思決定力、不安レベルを調査。心身トレーニングに長く取り組んだグループほど、智慧のレベルが高い傾向が見られました（6）。この結果について、研究チームは「智慧は練習で身につけられるスキルなのだと思われる」とコメントし、特に観想（238ページ）のトレーニングが智慧を高めやすいと報告しています。

他にも類似の研究は多く、複数の調査が、無我による智慧の向上を示唆しています。いったい、無我によって私たちはどのような人間になるのか？　具体的なデータを見ていきましょう。

❶幸福度の上昇

観察の訓練が不安の改善に役立つのは前章で見た通りですが、ダービー大学などの試験では幸福度の上昇も確認されています（7）。これは、日本、タイ、ネパールなどから平均で25年間をかけて毎日のように瞑想を続けてきた僧侶を招いた調査で、当然ながら、実験前の段階ですでに全員が高い幸福度と智慧のレベルを維持していたそうです。

研究チームは、すべての参加者に「縁起性」（240〜242ページ）にまつわる瞑想を行うように指示し、実験前に測ったベースラインとの比較を行いました。すると、もとから高かった参加者の幸福度がさらに上昇し、ポジティブな感情と他者への慈悲心がそれぞれ10％と16％ずつ上昇、逆にネガティブな感情は24％低下し、物事への執着心も10％減ったのです。

筆頭著者のウィリアム・ヴァン・ゴードンは、こう指摘します。

「主観的な幸福の向上という観点から見ると、瞑想によって存在論的な依存が弱まり、感情や概念などの精神的な重荷が蓄積する基盤が取り除かれたようだ」。

〝存在論的な依存〟とは、「自己は確固たる存在だ」という考え方への執着のことです。精神の動きを観察することで自己の縁起性が実感され、ネガティブな思考や感情を生み出すバックボーンが消えた結果として、幸福度が高まったわけです。

❷ 意思決定力の向上

無我にいたった人々は、意思決定の能力も高まりやすくなります。フランスのＩＮＳＥＡＤ（インシアード）が行った調査では、観察のトレーニングに関する90の先行データをまとめ、訓練を積んだ者だけに見られた特徴を以下のようにピックアップしました（8）。

・客観的な判断がうまい＝数十件を越す研究により、自己にとらわれない者ほど客観的な判断を下すのがうまい傾向が確認されました（9）。無我で判断力が上がるメカニズムはまだ不明ですが、多くの研究者は、観察スキルで自己が薄れたおかげで「うぬぼれ」や「傲慢さ」が消え、主観に飲み込まれない判断が可能になるのだと考えています。

・情報処理の質が高い＝無我にいたった者は感情と思考に流されにくく、固定観念に頼らずに本当に必要な情報を識別しやすいようです。と同時に、外部からのプレッシャーにも影響を受けないため、その分だけ不安や焦りなどを感じずに情報を取り扱うこともできます。

・フィードバックから多くを学ぶ＝精度の高い意思決定をするには、経験から教訓を得るプロセスが欠かせません。その点、無我に至った者はエゴが傷つかないため、他者からのネガティブなフィードバックも寛容に受け入れ、次の意思決定に活かすのがうまいケースが多く見られました。

いずれも予備的なデータが多いため即断はできませんが、観察のトレーニングにより意思決定の精度が上がる可能性は大きいと考えられます。

❸創造性の上昇

瞑想の熟練者を調べたラドバウド大学のテストでは、トレーニング歴が長い人ほど不安や悲しみを覚えにくく、「経験への開放性」も高い事実が示されました（10）。「経験への開放性」は人間のパーソナリティ分類のひとつで、受容的で好奇心が強く、感情に敏感な性質のことです。この性質を持つ人は目新しいもの好きで、創造性の高いアイデアを生みやすいことがわかっています。

ライデン大学などの調査でも結果は同じで、「観想」（238ページ）のように精神の動きをひたすら見つめるトレーニングを行った参加者は、初心者グループよりも創造性テストの結果が良かったとのこと（11）。「観想」を正しく行うには精神を自由に遊ばせねばならないため、その過程で思いもよらぬ発想が生まれやすくなるようです。

❹ヒューマニズムの向上

「ヒューマニズム」は、栄養・安心・娯楽など、自分が欲するものを他の人にも与える態度のことです。無我に至った者ほどこの態度を強く持ち、立場が異なる人や意見の違うグループにも寛容な姿勢で接する特徴があります。

アムステルダム自由大学による実験によれば、参加者がたった5分の観察トレーニングを行っただけでも、共感力と他者の感情を見抜く能力が10〜20%の範囲で高まったとのこと（12）。ノースイースタン大学の実験でも、一日20分の観察トレーニングを8週間続けた男女は、何もしなかったグループに比べて他人のトラブルを助けたり、私生活に悩む人たちの話を聞いたりという利他的な行動の量が500%も増加しました（13）。

これほどの変化が起きる理由はまだよくわからないものの、多くの研究者は、参加者が無我に近づいたせいで自分と他人の境界が薄くなり、他者の幸福の優先度が増したのだろうと考えています。詳しく説明しましょう。

もともと私たちの自己には、世の中を「自分に属するもの」と「自分に属さないもの」の2種類に分けようとする性質があります。「自分の持ち物と他人の持ち物」「自分と仲が良い人と仲が悪い人」「自分が入っているグループと入っていないグループ」といった具合です。

具体的な例を挙げると、差別の研究で有名なラサナ・ハリスが、参加者にさまざまな階級に属する人の写真を見せたうえで、全員の脳がどのように反応するかを調べる実験を行いました（14）。

そこで判明したのは、多くの人の脳は、普通のビジネスマンや学生の写真には背内側前頭前野が活性化するのに、ホームレスや困窮者の写真には反応が起きないという事実でした。背内側前頭前野は共感力にまつわる情報を処理するエリアで、私たちが無関係だと判断したものには反応しない性質があります。要するに人間の脳は、「自分に属さない」と判断した人間を〝モノ〟と同様に処理しているのです。

ところが、無我に至った人間の脳は、そもそも自己がないのだから、世界を「自己とそれ以外」に切り分けようがありません。かくして私たちは自分と他人の区別が消えてひとつになったかのような感覚を抱き、そこに大いなる安心感とヒューマニズムが芽生えます。自他の区別がなくなってしまえば、すべてが「自分に属するもの」に変わり、「わたし」に脅威を与える外敵は消えるからです。

この意味においては、無我とは自己のカバーエリアが限りなく拡大し、世界を飲み込んだ状態とも表現できます。菩提達磨の言う「心が景色を包んでいる」に似た世界の捉え方です。

3

無我とはあらゆる欲望を捨て去ることではない

他者に寛容で物事の判断がうまく、高い幸福感を保ち続ける——。

こうして見ると、無我が決して特殊な人間のあり方ではないことがわかります。自己が消えたからといって、あらゆる物事から超然とした仙人になるわけではなく、すべての問題をたちどころに解決する超人に生まれ変われるわけでもありません。

この事実を象徴するのが、中国南宋代の禅書『五灯会元《ごとうえげん》』にある有名な公案です。

昔、ある老婆がひとりの僧侶を自宅の離れに住まわせ、仏道修行の手伝いを始めました。僧侶が衣食住に困らぬようにと、老婆が何くれとなくめんどうを見てやること20年。ある日、僧侶がどのような境地に至ったかを知りたくなった老婆は、給仕の若い娘に「離れの坊主に抱きついて誘惑しなさい」と指示を出しました。

するとと、言われたとおりに抱きつく娘に対し、僧侶は動揺せずに答えます。

「枯木寒巌に倚《よ》って、三冬暖気なし（寒い岩の上に枯木が立ったようなもので、何も感じない）」

これを聞いた老婆は、「さすがは長い修行を耐え抜いた清僧ならではの境地」とほめ称えるのかと思いきやさにあらず。「かような生臭坊主に20年も費やしてしまった」と激怒し、その場で僧侶をたたき出したどころか、離れすら焼き捨ててしまったのです。

この話が示唆するのは、真に無我に至った者とは、あらゆる欲望を捨て去った世捨て人めいた存在ではないという点です。ウォータールー大学のイゴール・グロスマンは、一般的な男女160人の「智慧」を調べた研究の中で、次のように報告しました（15)。

・どんな人でも必ず「智慧」に満ちた行動を取る場面は存在する
・ある場面では「智慧」に溢れた人でも、別の場面では誤った行動をとる予想外の結論ではありません。たとえば、自分の身に起きたトラブルには何もできないのに、友人の悩みには最適解を思いつけるような人はいくらでもいます。プライベートでは問題ばかり起こすのに、会社では的確な指示を出せるという人も多いでしょう。人によって自己が起動しやすい条件は大きく異なるため、智慧の発動率に差が出るのは仕方がないことです。

要するに、無我によって起きる変化とは、高僧や仙人だけが得られる特別な境地ではなく、すべての人間が生まれながらに持つ〝善の力〟が高まったものだと言えます。自己が消えたことで歪んだ思考と感情のくびきから外れ、理性・共感・判断などの能力が存分に発揮できるようになった状態です。

4 無我がもたらす3つの世界観の変化

最後に、無我に至った者が持つ世界観の変化を、筆者なりにまとめておきましょう。ポイントは3つです。

第一に、無我はあなたを永遠の初心者に変えます。

私たちが過去の経験や他人の意見を脳に溜め込み、これらの情報をもとに日常生活を送っているのは「悪法」の章で見た通りです。このシステムのおかげで私たちは効率的に日々のタスクをこなせますが、一方では多くの人を苦しめる呪いにもなります。「現実はこうなるだろう」という予断や「現実はかくあるべき」という思い込みのせいで、新しい視点や斬新なアイデアなどの重要な情報を見落としてしまうからです。

ところが、自己が鎮まったあとは、脳内に現れる思考と感情から距離を取れるため、予断と思い込みには簡単に流されませんし、誰かの裏切りに失望したり失敗の挫折感に打ちのめされることもありません。それどころか、知識と経験の呪縛にとらわれなくなった結果として、見慣れた物事にも好奇心と驚きを持つマインドが生まれ、物事を新鮮な目で見つめる視点が備わります。

もちろん、過去の経験にもとづく未来の予想が無意味だとか、失敗を反省しないのが正しいと言いたいわけではありません。無我が生む初心者の感覚は、あらゆる可能性に対してあなたをオープンにし、日常の些事にも無上の甘露味を感じられるメンタリティを育てます。過去の経験や他人の意見を十分に吟味した上で、それが正しければ素直に採用し、それが間違いならば別の道を探す。そんな柔軟な態度が身につくわけです。

第二に、無我は変化への限りない受容力を生みます。

万物はあまねく常ならぬが世の習い。気心の知れた友人でもいつ仲違いするかわかりませんし、いくら健康を心がけても病に襲われる可能性は残り、どれだけ注意しても仕事や学習に失敗はつきものです。すべての物事はランダムに移ろい、どんな秩序もほどなく崩壊します。

そのため人間の脳には、変化を嫌う心理が備わりました。変化から得られるメリットがよほど大きくない限り、私たちの脳は不安や恐怖を発生させて好奇心を押さえつけ、同じ状態を保とうとするのです。

が、そうは言っても、未知の情報を受け入れずに見知らぬ他人におびえてばかりでは、成長が止まってしまいます。現実が常に変わり続ける中で、ずっと同じ地点にとどまり続ければ現状維持すらおぼつかないでしょう。

その点で無我の精神は、あなたに変化を恐れぬメンタリティを与えてくれます。無我に至るプロセスで育んだ降伏のスキル（197ページ）が、世の中の不確実性、複雑性、曖昧さを心から受け入れさせ、眼前の変化は本当に避けるべきかを熟考する余裕を呼び起こしてくれるからです。限りない受容力を身につけたあなたは、変化にともなって起きる不安・恐れ・怒りにはただ降伏の態度でのぞみ、ネガティブな感情を放置しながらも複数の経験を積み、さらに多彩な他者と交わりを持つことができます。そして、世界の変化は、可能性の源泉に変わるのです。

第三に、無我はあなたに圧倒的な自由をもたらします。

第5章で説明した通り、人間の精神とは、さまざまな自己・感情・思考がどこからともなく現れては消える「場」のような存在です。にもかかわらず、私たちは自己を絶対に必要な存在と捉えてしまい、脳が生み出すネガティブな物語にも疑いをはさもうとしません。これがヒトの苦しみの起源でした。

考えるまでもなく、ここに本当の自由はありません。

あなたが友人から言われのない非難を受け、すぐに怒鳴り返したとしましょう。悪口に言い返すのが良いことか悪いことかは状況によって異なりますが、いずれにしてもその行動が相手の行為への反射で起きたところは変わりません。

言い換えれば、あなたの反応は相手の言葉によってコントロールされただけであり、まったく違う行動を選ぶことができた可能性を自らの手で放棄したことになります。ネガティブな思考と感情によって行動を決められてしまう状態は、不自由と呼ぶほかないでしょう。

その点、無我に至った者は、不快な思考や感情からいったん距離を置けるため、衝動的な反応が正当なものなのかを見極める時間を持てます。それゆえに外部からのコントロールに巻き込まれず、行動の選択肢を自らせばめてしまうこともありません。

すなわち本当の自由は、あなたと自己の間《あわい》に生まれるのです。

おわりに

精神修養に欠かせない5つのポイント

本書でお伝えした精神修養の技法は、序章から終章まで順に読み進めることで、より深い理解が進むように配置されています。しかし、私たちを悩ませる〝物語〟の種類は千差万別であり、無我に至る経路も一様ではありません。

そのため、すべての技法をうまく使いこなすには、ある程度のガイドラインがあったほうが便利でしょう。実際にトレーニングを行う際は、5つのポイントに留意してください。

❶ 自分に適した方法を探す

何度も述べてきた通り、私たちの精神機能は人によって異なるため、育った環境やライフスタイルによって最適なトレーニング法は変わります。

たとえば、歪んだ物語の悪影響が強い人は「結界」の徹底から手をつけたほうが良いでしょうし、自意識過剰が苦しいのなら「無我」における縁起性と超越性のトレーニングをメインに据えるべきですし、完璧主義で消耗している場合は「降伏」のワークを優先して積むのが効果的です。また、理由のない不安につきまとわれていたり、なぜか幸せを感じなかったりと、いまいち苦しみの原因が特定できない場合は、まずは自分を悩ます「悪法」の正体を追究してください。

もし最適な方法が見つからないときは、228ページからの「停止と観察の成果を左右する5大要素」を読み返し、「いまの自分に足りないものはどれだろう?」と考えながら、第3~6章までで当てはまりそうな技法を選びましょう。それでも適当なものが選べないときは、「作務」(230ページ)か「止想」(232ページ)のいずれかを試すのが無難です。

❷「停止」から「観察」の順に進む

ふたつめに重要なのは、無我のトレーニングを始めたばかりの頃は、手始めに停止のスキルから高めていただきたいという点です。

普段の私たちは脳内の物語を現実として受け止めており、精神の動きを観察する感覚に慣れていません。そのため、最初のうちは「止想」や「語想」（２３７ページ）の訓練で停止のスキルを伸ばしてから、「観想」（２３８ページ）や「畏経行」（２４５ページ）といった観察系のトレーニングに進むほうが効果的なのです。

また、おそらく多くの人にとって、最も難易度が高いのは「観想」でしょう。観察の感覚をつかむためにはベストな訓練ですが、意識がさまよう様子をただ見つめるスキルが育つまでには相応の時間がかかります。あまり「観想」にこだわりすぎず、ときに慈経行や畏経行をまじえながら、長期戦の構えで取り組んでみてください。

❸ 深刻な問題からはすぐ逃げる

もしいまあなたが深刻な問題に悩んでいるなら、精神のトレーニングなどやっている場合ではないでしょう。たとえば、「ブラック企業に勤めている」「詐欺にあった」「誰かに脅されている」「性的な被害にあった」「身内から暴力をふるわれている」といったケースに巻き込まれたなら、すぐに現状から逃げ出して、信頼できる機関や友人の助けを求めてください。

何より大事なのは、最初にあなたの身の安全を確保することです。精神修養はそれからでも遅くありません。

❹ 幸福にも降伏する

「幸福にも降伏する」というのも重要なポイントです。どのようなトレーニングを行う際にも、「幸福感があがるはず」や「意思決定力を高めよう」などと考えず、ただ淡々とすべきことに取り組みましょう。

逆説的なことを言い出したように思われそうですが、近年の研究では、幸福を追い求めるほど実際には幸福度が下がってしまう現象が何度も確認されています。たとえば、デンバー大学などの2011年の研究では、参加者に「普段どれぐらい幸福を大事に考えているか?」をたずねたうえで、過去18カ月に体験したストレスと比べました。すると、幸福を重視する者ほど人生の満足度が低く、逆にストレスも高い傾向が見られたのです(16)。また別の研究でも、320人の男女に数週間にわたって日記をつけさせた結果、やはり幸福感を重視する者ほど孤独感に襲われやすく、鬱病になる確率も高い傾向が見られました(17)。

このような現象が起きるのは、19世紀の哲学者J・S・ミルが指摘した「幸福を直接の目的にしない場合に、かえってその目的が達成される」ようなメカニズムが、人間の中に存在するからです。それもそのはずで、いつも幸せのことばかりを気にしていたら、「私は理想よりも幸せだろうか?」や「私は昔より不幸になったのではないか?」などの気持ちが浮かび、常に意識が自己に向かってしまうでしょう。幸福を求める気持ちが、あなたを「自己注目」(53ページ)の罠に誘い込むわけです。

ただし、勘違いしていただきたくないのは、決して幸福の追求が悪だと言っているわけではない点です。人生に満足したい気持ちは生体にとって自然なものであり、それ自体は善でも悪でもありません。

もしトレーニング中に自分の幸福へ意識が向いたら、220ページで見た「観察」の感覚を思い出して、その気持ちも観察の対象にしましょう。「また幸福を求める気持ちが出ている」といった具合に、幸福の探究心もただの〝物語〟として扱ってください。

❺ 悟後の修行を続ける

「悟後の修行」は禅の世界で使われる言葉で、生涯にわたって精神の修養を続ける姿勢のことです。本書のトレーニングで何らかの改善を実感したとしても、そこで止まらずにただ同じ作業を続ける意識が重要になります。

この姿勢が修行に欠かせないのは、ホメオスタシス機能のせいです。第2章でも見たように、ホメオスタシスとは心と身体を常に一定の状態に保つメカニズムを意味し、人間が生き延びるために欠かせない働きのひとつ。この機能のおかげで、私たちは外界の変化に対応できます。

しかし、ホメオスタシスが問題なのは、このような生命の安定を保つ働きが、私たちの精神を先祖返りさせてしまうところです。あなたが世界の変化を知覚するたび人体は脅威を覚え、ホメオスタシスを起動させて慣れ親しんだ物語にしがみつこうとします。これは遺伝子に組み込まれた生体の維持機能なので発現自体を止めることはできず、それゆえに私たちは常に過去に戻ろうと働く脳をなだめ続けねばならないのです。

あなたが無くなったのは、いまに始まったことではない

修行が一生続くと聞いて落胆した人もいるかもしれません。めんどうな精神修養を延々と続けるのではなく、電源のスイッチを切り替えるかのように、自己を自由にオンオフできればと思う

のが普通の反応でしょう。

とはいえ、この世界における唯一の不変は「常にすべてが変化する」という事実のみですから、精神の先祖返りはどうしても避けられません。いまの私たちにできるのは、世の移り変わりに抵抗するのではなく、だからといって変化に服従するのでもなく、停止と観察を繰り返すことだけです。

「無我」の章で取り上げた、鬼に身体を喰われた男の話をご記憶でしょうか？　実はこの話には続きがあり、自分の肉体が死骸と入れ替わってしまった旅人は、あわてて僧侶のもとを訪れこう尋ねました。

「いま生きている自分とは、ほんとうの自分なのでしょうか？」

対して、僧侶は答えます。

「あなたが無くなったのは、いまに始まったことではない」

もっとも大事なのは、物語が苦を生むメカニズムを理解した上で、「〝わたし〟とは生命の維持機能がもたらす明滅である」という感覚を養い続けることです。この点さえ違わなければ、あなたは道に迷わずに済むでしょう。

［参考文献］

はじめに

1. Robert L. Leahy. The Worry Cure: Seven Steps to Stop Worry from Stopping You (2005) ISBN 9781400097661
2. 内閣府(2019)「我が国と諸外国の若者の意識に関する調査（平成30年度)」
3. 厚生労働省(2020)「令和2年版自殺対策白書」
4. Kessler RC, Angermeyer M, Anthony JC, et al. Lifetime prevalence and age-of-onset distributions of mental disorders in the World Health Organization's World Mental Health Survey Initiative. World Psychiatry. 2007;6(3):168-176.

序章　苦

1. Rozin, Paul; Royzman, Edward B. (2001). 〝Negativity bias, negativity dominance, and contagion〟. Personality and Social Psychology Review. 5 (4): 296–320.
2. Sabey CV, Charlton C, Charlton SR. The 〝Magic〟 Positive-to-Negative Interaction Ratio: Benefits, Applications, Cautions, and Recommendations. Journal of Emotional and Behavioral Disorders. 2019;27(3):154-164. doi:10.1177/1063426618763106
3. Kuhlmeier V, Wynn K, Bloom P. Attribution of dispositional states by 12-month-olds. Psychol Sci. 2003 Sep;14(5):402-8. doi: 10.1111/1467-9280.01454. PMID: 12930468.
4. Myers DG, Diener E. The Scientific Pursuit of Happiness. Perspectives on Psychological Science. 2018;13(2):218-225. doi:10.1177/1745691618765171
5. Brickman P, Coates D, Janoff-Bulman R. Lottery winners and accident victims: is happiness relative? J Pers Soc Psychol. 1978 Aug;36(8):917-27. doi: 10.1037//0022-3514.36.8.917. PMID: 690806.
6. Diener E, Lucas RE, Scollon CN. Beyond the hedonic treadmill: revising the adaptation theory of well-being. Am Psychol. 2006 May-Jun;61(4):305-14. doi: 10.1037/0003-066X.61.4.305. PMID: 16719675.
7. Vaish A, Grossmann T, Woodward A. Not all emotions are created equal: the negativity bias in social-emotional development. Psychol Bull. 2008;134(3):383-403. doi:10.1037/0033-2909.134.3.383
8. Vosoughi S, Roy D, Aral S. The spread of true and false news online. Science. 2018 Mar 9;359(6380):1146-1151. doi: 10.1126/science.aap9559. PMID: 29590045.
9. Manuela Barreto, Christina Victor, Claudia Hammond, Alice Eccles, Matt T. Richins, Pamela Qualter. Loneliness around the world: Age, gender, and cultural differences in loneliness. Personality and Individual Differences, 2020; 110066 DOI: 10.1016/j.paid.2020.110066
10. United Nations (2013) Child well-being in rich countries: A comparative overview (Innocenti Report Card) .United Nations Pubns. ISBN-10 : 8865220163
11. Ruscio AM, Hallion LS, Lim CCW, et al. Cross-sectional Comparison of the Epidemiology of DSM-5 Generalized Anxiety Disorder Across the Globe. JAMA Psychiatry. 2017;74(5):465–475. doi:10.1001/jamapsychiatry.2017.0056

12. Smith MM, Sherry SB, Vidovic V, Saklofske DH, Stoeber J, Benoit A. Perfectionism and the Five-Factor Model of Personality: A Meta-Analytic Review. New Media & Society. 2019;23(4):1508-1527. doi:10.1177/1461444814562162
13. Smith MM, Sherry SB, Chen S, Saklofske DH, Mushquash C, Flett GL, Hewitt PL. The perniciousness of perfectionism: A meta-analytic review of the perfectionism-suicide relationship. J Pers. 2018 Jun;86(3):522-542. doi: 10.1111/jopy.12333. Epub 2017 Sep 4. PMID: 28734118.

1章　自己

1. Hayashi M, Sakuraba Y, Watanabe S, Kaneko A, Matsuzawa T (2013) Behavioral recovery from tetraparesis in a captive chimpanzee Primates , Volume 54, Issue 3, pp 237-243. https://dx.doi.org/10.1007/s10329-013-0358-2
2. Gregory Berns (2017) What It's Like to Be a Dog: And Other Adventures in Animal Neuroscience. Basic Books. ISBN-13 9781541672994
3. Marc Bekoff. (2013) Why Dogs Hump and Bees Get Depressed: The Fascinating Science of Animal Intelligence, Emotions, Friendship, and Conservation.New World Library. ISBN-10 : 1608682196
4. Kovács LN, Takacs ZK, Tóth Z, Simon E, Schmelowszky Á, Kökönyei G. Rumination in major depressive and bipolar disorder - a meta-analysis. J Affect Disord. 2020 Nov 1;276:1131-1141. doi: 10.1016/j.jad.2020.07.131. Epub 2020 Jul 31. PMID: 32777651.
5. Skorka-Brown J, Andrade J, May J. Playing 'Tetris' reduces the strength, frequency and vividness of naturally occurring cravings. Appetite. 2014 May;76:161-5. doi: 10.1016/j.appet.2014.01.073. Epub 2014 Feb 5. PMID: 24508486.
6. Sakamoto, S. (2000). SELF-FOCUS AND DEPRESSION: THE THREE-PHASE MODEL. Behavioural and Cognitive Psychotherapy, 28, 45 - 61.
7. Skowronski, J.J., & Sedikides, C. (2019). On the evolution of the human self: A data-driven review and reconsideration. Self and Identity, 18, 21 - 4.
8. The Social Brain: Mind, Language, and Society in Evolutionary Perspective. R.I.M. Dunbar.Annual Review of Anthropology 2003 32:1, 163-181
9. Leary, Mark & Buttermore, Nicole. (2003). The Evolution of the Human Self: Tracing the Natural History of Self – Awareness. Journal for the Theory of Social Behaviour. 33. 365 - 404. 10.1046/j.1468-5914.2003.00223.x.
10. Klein SB, Gangi CE. The multiplicity of self: neuropsychological evidence and its implications for the self as a construct in psychological research. Ann N Y Acad Sci. 2010 Mar;1191:1-15. doi: 10.1111/j.1749-6632.2010.05441.x. PMID: 20392272.
11. Rick Hanson (2009) Buddha's Brain: The Practical Neuroscience of Happiness, Love, and Wisdom. New Harbinger Publications. ISBN13 : 9781491518663

2章　虚構

1. Mareike B. Wieth & Rose T. Zacks (2011) Time of day effects on problem solving: When the non-optimal is optimal, Thinking & Reasoning, 17:4, 387-401, DOI: 10.1080/13546783.2011.625663

2. Chris Argyris(1982) Reasoning, Learning, and Action: Individual and Organizational (JOSSEY BASS SOCIAL AND BEHAVIORAL SCIENCE SERIES) .Jossey-Bass. ISBN-10 : 0875895247
3. Caputo, Giovanni. (2010). Strange-Face-in-the-Mirror Illusion. Perception. 39. 1007-8. 10.1068/p6466.
4. Johansson P, Hall L, Sikström S, Olsson A. Failure to detect mismatches between intention and outcome in a simple decision task. Science. 2005 Oct 7;310(5745):116-9. doi: 10.1126/science.1111709. PMID: 16210542.
5. Boon, Julian & Davies, Graham. (2011). Extra－stimulus influences on eyewitness perception and recall: Hastorf and Cantril revisited. Legal and Criminological Psychology. 1. 155 - 164. 10.1111/j.2044-8333.1996.tb00315.x.
6. John C. Maxwell(1989) Be a People Person: Effective Leadership Through Effective Relationships.WordAlive Publishers Limited and Worldreader. ISBN-10 : 0781448433

3章　結界

1. Frank Larøi, Tanya Marie Luhrmann, Vaughan Bell, William A. Christian, Jr, Smita Deshpande, Charles Fernyhough, Janis Jenkins, Angela Woods, Culture and Hallucinations: Overview and Future Directions, Schizophrenia Bulletin, Volume 40, Issue Suppl_4, July 2014, Pages S213–S220, https://doi.org/10.1093/schbul/sbu012
2. Jenkins JH. Conceptions of schizophrenia as a problem of nerves: a cross-cultural comparison of Mexican-Americans and Anglo-Americans. Soc Sci Med. 1988;26(12):1233-43. doi: 10.1016/0277-9536(88)90155-4. PMID: 3206245.
3. Jerry Mitchell & Arlyn D. Vierkant (1989) Delusions and Hallucinations as a Reflection of the Subcultural Milieu Among Psychotic Patients of the 1930s and 1980s, The Journal of Psychology, 123:3, 269-274, DOI: 10.1080/00223980.1989.10542981
4. Hartogsohn, Ido. (2017). Constructing drug effects: A history of set and setting. Drug Science, Policy and Law. 3. 205032451668332. 10.1177/2050324516683325.
5. Petersen, Gitte & Finnerup, Nanna & Colloca, Luana & Amanzio, Martina & Price, Donald & Jensen, Troels & Vase, Lene. (2014). The magnitude of nocebo effects in pain: A meta-analysis. Pain. 155. 10.1016/j.pain.2014.04.016.
6. Kam-Hansen S, Jakubowski M, Kelley JM, Kirsch I, Hoaglin DC, Kaptchuk TJ, Burstein R. Altered placebo and drug labeling changes the outcome of episodic migraine attacks. Sci Transl Med. 2014 Jan 8;6(218):218ra5. doi: 10.1126/scitranslmed.3006175. PMID: 24401940; PMCID: PMC4005597.
7. Kashdan, Todd & Barrett, Lisa & Mcknight, Patrick. (2015). Unpacking Emotion Differentiation. Current Directions in Psychological Science. 24. 10-16. 10.1177/0963721414550708.
8. Sugawara, A., Terasawa, Y., Katsunuma, R. et al. Effects of interoceptive training on decision making, anxiety, and somatic symptoms. BioPsychoSocial Med 14, 7 (2020). https://doi.org/10.1186/s13030-020-00179-7
9. Cynthia J. Price, Elaine A. Thompson, Sheila E. Crowell, Kenneth Pike, Sunny C. Cheng, Sara Parent & Carole Hooven (2019) Immediate effects of interoceptive awareness training through Mindful Awareness in Body-oriented Therapy (MABT) for women in substance use disorder treatment, Substance Abuse, 40:1, 102-115, DOI: 10.1080/08897077.2018.1488335
10. Dunn, B. D., Dalgleish, T., Ogilvie, A. D., & Lawrence, A. D. (2007). Heartbeat perception in depression. Behaviour Research and Therapy, 45(∞), 1921–1930.

https://doi.org/10.1016/j.brat.2006.09.008
11. Posner J, Russell JA, Peterson BS. The circumplex model of affect: an integrative approach to affective neuroscience, cognitive development, and psychopathology. Dev Psychopathol. 2005 Summer;17(3):715-34. doi: 10.1017/S0954579405050340. PMID: 16262989; PMCID: PMC2367156.
12. Barrett LF, Quigley KS, Bliss-Moreau E, Aronson KR. Interoceptive sensitivity and self-reports of emotional experience. J Pers Soc Psychol. 2004 Nov;87(5):684-97. doi: 10.1037/0022-3514.87.5.684. PMID: 15535779; PMCID: PMC1224728.
13. Lean, C., Leslie, M., Goodall,. E., McCauley, M., and Heays, D. (2019) Interoception Activity Guide 201, Department for Education, South Australia.
14. Zope SA, Zope RA. Sudarshan kriya yoga: Breathing for health. Int J Yoga. 2013;6(1):4-10. doi:10.4103/0973-6131.105935
15. Judith S. Beck (2020) Cognitive Behavior Therapy, Third Edition: Basics and Beyond. The Guilford Press . ISBN-13 : 978-1462544196
16. Holt-Lunstad J, Smith TB, Layton JB. Social relationships and mortality risk: A meta-analytic review. PLoS Medicine 2010; 7(7): e1000316.
17. Lisa M. Najavits (2019) Finding Your Best Self, Revised Edition: Recovery from Addiction, Trauma, or Both. The Guilford Press. ISBN13 : 9781462539895

4章　悪法

1. 石井 恭二(翻訳), 道元(1996)「正法眼蔵」河出書房新社 ISBN-10 : 4309710719
2. Max Roser and Esteban Ortiz-Ospina (2013) - "Global Extreme Poverty". Published online at OurWorldInData.org. Retrieved from: 'https://ourworldindata.org/extreme-poverty' [Online Resource]
3. Young, Jeffrey E; Klosko, Janet S; Weishaar, Marjorie E (2003). Schema therapy: a practitioner's guide. New York: Guilford Press. ISBN 9781593853723. OCLC 51053419
4. Pozza, A., Albert, U. & Dèttore, D. Early maladaptive schemas as common and specific predictors of skin picking subtypes. BMC Psychol 8, 27 (2020). https://doi.org/10.1186/s40359-020-0392-y

5章　降伏

1. Don't Sleep, There are Snakes: Life and Language in the Amazonian Jungle (2008). Pantheon Books, New York. ISBN-13: 9781846680304
2. Ivanova, Elena & Jensen, Dennis & Cassoff, Jamie & Gu, Fei & Knäuper, Bärbel. (2015). Acceptance and Commitment Therapy Improves Exercise Tolerance in Sedentary Women. Medicine and science in sports and exercise. 47. 1251-1258. 10.1249/MSS.0000000000000536.
3. Masedo, Ana & Esteve, Rosa. (2007). Effects of suppression, acceptance and spontaneous coping on pain tolerance, pain intensity and distress. Behaviour research and therapy. 45. 199-209. 10.1016/j.brat.2006.02.006.
4. Campbell-Sills L, Barlow DH, Brown TA, Hofmann SG. Effects of suppression and acceptance on emotional responses of individuals with anxiety and mood disorders. Behav Res Ther. 2006 Sep;44(9):1251-63. doi: 10.1016/j.brat.2005.10.001. Epub 2005 Nov 21. PMID: 16300723.

5. Shinzen Young(2016) The Science of Enlightenment: How Meditation Works. Sounds True. ISBN-13 : 978-1683642121
6. Marcks BA, Woods DW. A comparison of thought suppression to an acceptance-based technique in the management of personal intrusive thoughts: a controlled evaluation. Behav Res Ther. 2005 Apr;43(四):433-45. doi: 10.1016/j.brat.2004.03.005. PMID: 15701355.
7. Soo Kim, David Gal, From Compensatory Consumption to Adaptive Consumption: The Role of Self-Acceptance in Resolving Self-Deficits, Journal of Consumer Research, Volume 41, Issue 2, 一 August 2014, Pages 526–542, https://doi.org/10.1086/676681
8. Ford, B. Q., Lam, P., John, O. P., & Mauss, I. B. (2018). The psychological health benefits of accepting negative emotions and thoughts: Laboratory, diary, and longitudinal evidence. Journal of Personality and Social Psychology, 115(六), 1075–1092. https://doi.org/10.1037/pspp0000157
9. Jill A Stoddard(2014) The Big Book of ACT Metaphors : A Practitioner's Guide to Experiential Exercises and Metaphors in Acceptance and Commitment Therapy. New Harbinger Publications. ISBN: 9781608825295
10. Kristin Neff , Christopher Germer(2018) The Mindful Self-Compassion Workbook: A Proven Way to Accept Yourself, Build Inner Strength, and Thrive.Guilford Press. ISBN-10 : 1462526780
11. Kravchenko, Alexander. (2019). How exotic is the 〝immediacy of experience principle〟 in Pirahã?. Sibirskiy filologicheskiy zhurnal. 2019. 148-160. 10.17223/18137083/66/13.

6章　無我

1. 西村惠信(1994)「無門関」岩波書店 ISBN-10 : 4003331214
2. Brosziewski A., Maeder C. (2010) Lernen in der Be-Sprechung des Körpers. In: Honer A., Meuser M., Pfadenhauer M. (eds) Fragile Sozialität. VS Verlag für Sozialwissenschaften. https://doi.org/10.1007/978-3-531-92017-7_28
3. Kono T, Satomi M, Suno M, et al. Oxaliplatin-induced neurotoxicity involves TRPM8 in the mechanism of acute hypersensitivity to cold sensation. Brain Behav. 2012;2(一):68-73. doi:10.1002/brb3.34
4. Farb NA, Segal ZV, Mayberg H, et al. Attending to the present: mindfulness meditation reveals distinct neural modes of self-reference. Soc Cogn Affect Neurosci. 2007;2(四):313-322. doi:10.1093/scan/nsm030
5. Michael Pollan (2019) How to Change Your Mind: The New Science of Psychedelics. Penguin Press. ISBN-13 : 978-0141985138
6. Zhou, Hui-Xia & Chen, Xiao & Shen, Yang-Qian & Li, Le & Chen, Ning-Xuan & Zhu, Zhi-Chen & Castellanos, Francisco. (2019). Rumination and the default mode network: Meta-analysis of brain imaging studies and implications for depression. NeuroImage. 206. 116287. 10.1016/j.neuroimage.2019.116287.
7. Elizabeth Hellmuth Margulis(2013) On Repeat: How Music Plays the Mind.Oxford University Press. ISBN : 9780199990825
8. Maddalena Boccia, Laura Piccardi, Paola Guariglia, 〝The Meditative Mind: A Comprehensive Meta-Analysis of MRI Studies〟, BioMed Research International, vol. 2015, Article ID 419808, 十二 pages, 2015. https://doi.org/10.1155/2015/419808
9. Hafenbrack, Andrew & Vohs, Kathleen. (2018). Mindfulness Meditation Impairs Task Motivation but Not Performance. Organizational Behavior and Human Decision Processes. 147. 10.1016/j.obhdp.2018.05.001.
10. Britton, Willoughby. (2019). Can Mindfulness Be Too Much of a Good Thing? The Value of a Middle Way. Current Opinion in Psychology. 28. 10.1016/

j.copsyc.2018.12.011.
11. Michael Poulin, Lauren Ministero, Shira Gabriel, Carrie Morrison, Esha Naidu. Minding your own business? Mindfulness decreases prosocial behavior for those with independent self-construals. Psychological Science (forthcoming), 2021 DOI: 10.31234/osf.io/xhyua
12. Gebauer JE, Nehrlich AD, Stahlberg D, Sedikides C, Hackenschmidt A, Schick D, Stegmaier CA, Windfelder CC, Bruk A, Mander J. Mind-Body Practices and the Self: Yoga and Meditation Do Not Quiet the Ego but Instead Boost Self-Enhancement. Psychol Sci. 2018 Aug;29(8):1299-1308. doi: 10.1177/0956797618764621. Epub 2018 Jun 22. PMID: 29932807.
13. 白隠慧鶴, 芳澤勝弘(2000)「夜船閑話 白隠禅師法語全集 4」禅文化研究所
14. Sethi S, Bhargava SC. Relationship of meditation and psychosis: case studies. Aust N Z J Psychiatry. 2003 Jun;37(3):382. doi: 10.1046/j.1440-1614.2003.11721.x. PMID: 12780479.
15. https://www.oxfordmindfulness.org
16. Schlosser M, Sparby T, Vörös S, Jones R, Marchant NL. Unpleasant meditation-related experiences in regular meditators: Prevalence, predictors, and conceptual considerations. PLoS One. 2019 May 9;14(5):e0216643. doi: 10.1371/journal.pone.0216643. PMID: 31071152; PMCID: PMC6508707.
17. Hanley, A.W., Warner, A.R., Dehili, V.M. et al. Washing Dishes to Wash the Dishes: Brief Instruction in an Informal Mindfulness Practice. Mindfulness 6, 1095–1103 (2015). https://doi.org/10.1007/s12671-014-0360-9
18. Lutz A, Slagter HA, Dunne JD, Davidson RJ. Attention regulation and monitoring in meditation. Trends Cogn Sci. 2008;12(4):163-169. doi:10.1016/j.tics.2008.01.005
19. Saltsman, Thomas & Seery, Mark & Ward, Deborah & Radsvick, Tracy & Panlilio, Zaviera & Lamarche, Veronica & Kondrak, Cheryl. (2020). Facing the Facets: No Association Between Dispositional Mindfulness Facets and Positive Momentary Stress Responses During Active Stressors. Personality and Social Psychology Bulletin. 10.1177/0146167220956898.
20. Gary P. Brown, David A. Clark(2015) Assessment in Cognitive Therapy. Guilford Press. ISBN-13 : 978-1462518128
21. Chin B, Lindsay EK, Greco CM, Brown KW, Smyth JM, Wright AGC, Creswell JD. Psychological mechanisms driving stress resilience in mindfulness training: A randomized controlled trial. Health Psychol. 2019 Aug;38(8):759-768. doi: 10.1037/hea0000763. Epub 2019 May 23. PMID: 31120272; PMCID: PMC6681655.
22. Fujino, M., Ueda, Y., Mizuhara, H. et al. Open monitoring meditation reduces the involvement of brain regions related to memory function. Sci Rep 8, 9968 (2018). https://doi.org/10.1038/s41598-018-28274-4
23. Kok, Bethany & Singer, Tania. (2017). Phenomenological fingerprints of four meditations: Differential state changes in affect, mind-wandering, meta-cognition and interoception before and after daily practice across nine months of training.. Mindfulness. 8. 10.1007/s12671-016-0594-9.
24. Gentile, D.A., Sweet, D.M. & He, L. Caring for Others Cares for the Self: An Experimental Test of Brief Downward Social Comparison, Loving-Kindness, and Interconnectedness Contemplations. J Happiness Stud 21, 765–778 (2020). https://doi.org/10.1007/s10902-019-00100-2
25. Piff, P. K., Dietze, P., Feinberg, M., Stancato, D. M., & Keltner, D. (2015). Awe, the small self, and prosocial behavior. Journal of Personality and Social Psychology, 108(6), 883–899. https://doi.org/10.1037/pspi0000018
26. Sturm, V. E., Datta, S., Roy, A. R. K., Sible, I. J., Kosik, E. L., Veziris, C. R., Chow, T. E., Morris, N. A., Neuhaus, J., Kramer, J. H., Miller, B. L., Holley, S. R., & Keltner, D. (2020). Big smile, small self: Awe walks promote prosocial positive emotions in older adults. Emotion. Advance online publication. https://doi.org/10.1037/emo0000876
27. 河合隼雄(2010)「ユング心理学と仏教」岩波書店 ISBN-13 : 978-4006002244

終章　智慧／おわりに

1. 大竹晋「『悟り体験』を読む」新潮選書 ISBN-13：978-4106038495
2. 西村恵心 訳注(1994)「無門関」岩波文庫 ISBN-13：978-4003331217
3. 朝比奈宗源(1996)「佛心」春秋社 ISBN-13：978-4393143537
4. ジル・ボルト・テイラー(2012)「奇跡の脳―脳科学者の脳が壊れたとき」新潮文庫 ISBN-13：978-4102180211
5. Meeks TW, Jeste DV. Neurobiology of wisdom: a literature overview. Arch Gen Psychiatry. 2009 Apr;66(4):355-65. doi: 10.1001/archgenpsychiatry.2009.8. PMID: 19349305; PMCID: PMC3698847.
6. Williams PB, Mangelsdorf HH, Kontra C, Nusbaum HC, Hoeckner B. The Relationship between Mental and Somatic Practices and Wisdom. PLoS One. 2016 Feb 18;11(2):e0149369. doi: 10.1371/journal.pone.0149369. PMID: 26890493; PMCID: PMC4758644.
7. Van Gordon W, Shonin E, Dunn TJ, Sapthiang S, Kotera Y, Garcia-Campayo J, Sheffield D. Exploring Emptiness and its Effects on Non-attachment, Mystical Experiences, and Psycho-spiritual Wellbeing: A Quantitative and Qualitative Study of Advanced Meditators. Explore (NY). 2019 Jul-Aug;15(4):261-272. doi: 10.1016/j.explore.2018.12.003. Epub 2018 Dec 28. PMID: 30660506.
8. Karelaia, Natalia & Reb, Jochen. (2015). Improving decision making through mindfulness. 10.1017/CBO9781107587793.009.
9. Leary MR, Diebels KJ, Davisson EK, Jongman-Sereno KP, Isherwood JC, Raimi KT, Deffler SA, Hoyle RH. Cognitive and Interpersonal Features of Intellectual Humility. Pers Soc Psychol Bull. 2017 Jun;43(6):793-813. doi: 10.1177/0146167217697695. Epub 2017 Mar 17. PMID: 28903672.
10. van den Hurk, P.A.M., Wingens, T., Giommi, F. et al. On the Relationship Between the Practice of Mindfulness Meditation and Personality—an Exploratory Analysis of the Mediating Role of Mindfulness Skills. Mindfulness 2, 194–200 (2011). https://doi.org/10.1007/s12671-011-0060-7
11. Colzato, L.S., Szapora, A., Lippelt, D. et al. Prior Meditation Practice Modulates Performance and Strategy Use in Convergent- and Divergent-Thinking Problems. Mindfulness 8, 10–16 (2017). https://doi.org/10.1007/s12671-014-0352-9
12. Van Doesum NJ, Van Lange DA, Van Lange PA. Social mindfulness: skill and will to navigate the social world. J Pers Soc Psychol. 2013 Jul;105(1):86-103. doi: 10.1037/a0032540. Epub 2013 May 6. PMID: 23647176.
13. Condon P, Desbordes G, Miller WB, DeSteno D. Meditation increases compassionate responses to suffering. Psychol Sci. 2013 Oct;24(10):2125-7. doi: 10.1177/0956797613485603. Epub 2013 Aug 21. PMID: 23965376.
14. Harris, L.T. & Fiske, S.T. (2006) Dehumanizing the Lowest of the Low: Neuroimaging Responses to Extreme Out-Groups. Psychological Science, 17, 847-853.
15. Grossmann, Igor & Gerlach, Tanja & Denissen, Jaap. (2016). Wise Reasoning in the Face of Everyday Life Challenges. Social Psychological and Personality Science. 7. 10.1177/1948550616652206.
16. Mauss IB, Tamir M, Anderson CL, Savino NS. Can seeking happiness make people unhappy? [corrected] Paradoxical effects of valuing happiness [published correction appears in Emotion. 2011 Aug;11(4):767]. Emotion. 2011;11(4):807-815. doi:10.1037/a0022010
17. Mauss IB, Savino NS, Anderson CL, Weisbuch M, Tamir M, Laudenslager ML. The pursuit of happiness can be lonely. Emotion. 2012 Oct;12(5):908-12. doi: 10.1037/a0025299. Epub 2011 Sep 12. PMID: 21910542.

【著者略歴】

鈴木祐（すずき・ゆう）

サイエンスライター。1976年生まれ。慶應義塾大学SFC卒業後、出版社勤務を経て独立。10万本の科学論文の読破と600人を超える海外の学者や専門医へのインタビューを重ねながら、現在はヘルスケアや生産性向上をテーマとした書籍や雑誌の執筆を手がける。自身のブログ「パレオな男」で心理、健康、科学に関する最新の知見を紹介し続け、月間250万PVを達成。近年はヘルスケア企業などを中心に、科学的なエビデンスの見分け方などを伝える講演なども行っている。著書に『最高の体調』『科学的な適職』（クロスメディア・パブリッシング）、『不老長寿メソッド』（かんき出版）など。

無《む》（最高《さいこう》の状態《じょうたい》）

2021年 7月21日 初版発行
2021年 8月 2日 第3刷発行

発行 **株式会社クロスメディア・パブリッシング**

発行者 小早川 幸一郎

〒151-0051 東京都渋谷区千駄ヶ谷 4-20-3 東栄神宮外苑ビル

https://www.cm-publishing.co.jp

■本の内容に関するお問い合わせ先 …………………… TEL (03)5413-3140 ／ FAX (03)5413-3141

発売 **株式会社インプレス**

〒101-0051 東京都千代田区神田神保町一丁目105番地

■乱丁本・落丁本などのお問い合わせ先 ……………… TEL (03)6837-5016 ／ FAX (03)6837-5023

service@impress.co.jp

（受付時間 10:00～12:00、13:00～17:00 土日・祝日を除く）

※古書店で購入されたものについてはお取り替えできません

■書店／販売店のご注文窓口

株式会社インプレス 受注センター …………………… TEL (048)449-8040 ／ FAX (048)449-8041

株式会社インプレス 出版営業部 ………………………………………… TEL (03)6837-4635

ブックデザイン 金澤浩二

DTP 内山瑠希乃

印刷・製本 中央精版印刷株式会社

ISBN 978-4-295-40580-1 C0030